看護師特定行為研修

共通科目テキストブック

Clinical Pathophysiology

臨床病態生理学

はじめに

　本書を皆さんにお届けできることに，執筆者の先生方および私の編集作業にご支援くださった奈良京子先生（元 東京慈恵会医科大学第三病院看護部長）に御礼を申し上げます。

　実際の看護業務を行いながら，新たに特定行為の実践に向けて学習を始めた看護師さんに，臨床病態生理学のテキストとして解剖学，生理学，病理学のエッセンスをどのようにお伝えしたらよいか，企画の段階から奈良先生に相談に乗っていただきました。解剖学，生理学，病理学は文字通り「生きていることの理（ことわり）」であり，「病気の理」を知るための学問です。「理」とは，道理，条理，理由，わけを意味する言葉です。人体の正常構造機能がどのように働いていて，その正常構造機能に揺らぎが生じて病気となっていく過程，およびその機能障害が人体に与える影響を説明することができてこそ，その病気のことを理解し，病気になった患者さんの生活を支援することができるのだと思います。解剖学，生理学，病理学は，医療を支える，まさに「基礎」の部分の学問です。

　看護学生として学び始めた頃を思い出してください。白紙の状態の頭にたくさんの知識を詰め込むために，体系的な，順序を踏んだ学びを得てきたことと思います。教科書の体系的な記載は学びやすさを保証してくれます。教科書を読み，知識を順番に覚えていかなければテストには合格できません。このような学びを終えて，実際の看護の仕事に携わっている学習者も，学生時代と同じ方法で学ぶことをするでしょうか。おそらく仕事の中で気づいた学習課題にフォーカスを当てて，それを知ろうとするでしょう。「これを知りたい」と思うということは，自分自身が何を知っていて，何を知らないのかを知っていることを意味します。どうやって「これを知りたい」という学習課題に気づくのでしょうか。それは何かを経験したときに，今までの自分の知識を総動員してもやっぱり「これが分からない」と認識するからです。まず，自分の中の知識と経験をフル活用して自分にとっての学習課題を設定し，その課題に対して「自分流」のやり方で調べだすのです。今はインターネットもあるし，職場には質問できる同僚や医療チームの仲間がいます。教科書を端から端まで読むようなことでは時間がなくなってしまいますし，すでに知っていることを改めて復習するのも億劫です。

　学問とは，「問いを学ぶこと」という言葉があります。「問い」がなければ，学校を卒業して，実際に現場で活躍している看護師は学習を開始しないでしょう。看護師特定行為研修のための臨床病態生理学のテキストはどのような本になるべきか。奈良先生と私が行きついた結論は，「臨床現場で遭遇する症例を，基礎医学の知識を使って解析する」方法を読者にお示しするというものです。このテキストは，その病気が目で見てわかるように，まずは症例をエックス線写真で提示します。そのエックス線写真が何を意味するかを解剖学的に解説し，次に患者さんの体の中で起こっていることを理解するための生理学の知識を提示し，最後に病理学を病理組織の画像を用いて解いていくというスタイルで構成しています。ただ暗記するのではなく，「理」を踏まえながら患者さんを看ていく手立ての一つを示せれば，というのが編集企画した者としての願いです。

　以上がこのテキストの編集方針ですので，このテキストは解剖学，生理学，病理学の全領域を網羅したものではありません。それぞれの知識をどのように使うかをお示ししています。毎日の仕事の中にこそ，学習課題が潜んでいます。学習課題（問い）を見つけてください。問いさえ見つかれば，あとは調べればいいだけです。知りたいことを知る旅を楽しんでいただきたいと思います。

2018年6月

福島　統

目 次 CONTENTS

臨床病態生理学

第1章 循環器疾患

① 急性心筋梗塞 ･･･････････････････････････････････････ 8

第2章 呼吸器疾患

① 肺気腫 ･･ 20
② 気胸 ･･ 31

第3章 消化器疾患

① 脂肪肝 ･･ 38
② 肝硬変 ･･ 47
③ 胃潰瘍 ･･ 55
④ 急性膵炎 ･･ 61

第4章 泌尿器疾患

① 腎性骨異栄養症 ･･････････････････････････････････････ 68

第5章 運動器疾患

① 椎間板ヘルニア ･･････････････････････････････････････ 76

第6章 神経疾患

① 脳梗塞（急性期）･･･････････････････････････････････ 82
② 聴神経鞘腫 ･･ 88
③ 下垂体腺腫 ･･ 92

第7章 内分泌疾患
① バセドウ病……………………………………………………………… 100
② クッシング症候群……………………………………………………… 106

第8章 婦人科疾患
① 子宮筋腫（筋腫分娩）………………………………………………… 114

索 引……………………………………………………………………… 120

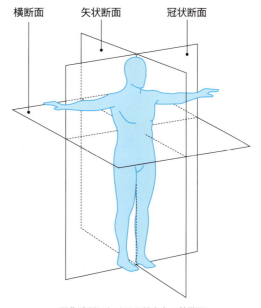

画像診断における3軸方向の基準面

編集者と執筆者

編　集	福島　統	東京慈恵会医科大学教育センター

執筆者

解剖学	橋本　透	東京慈恵会医科大学解剖学講座
生理学	草刈洋一郎	東京慈恵会医科大学細胞生理学講座
病理学	羽野　寛	慈恵看護専門学校 東京慈恵会医科大学 (第1章〜第5章)
	濱谷　茂治	東京慈恵会医科大学病理学講座 (第3章)
	福田　隆浩	東京慈恵会医科大学病理学講座神経病理学研究室 (第6章)
	廣岡　信一	東京慈恵会医科大学病理学講座 (第7章，第8章)

第 1 章

循環器疾患

① 急性心筋梗塞

第1章　循環器疾患

① 急性心筋梗塞

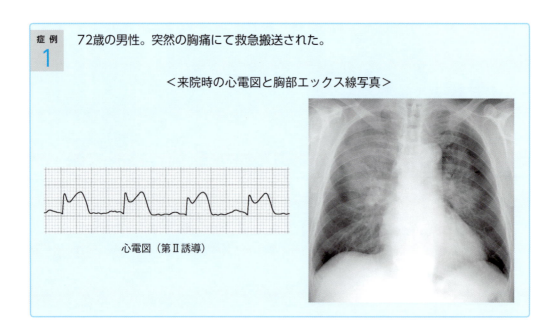

症例1　72歳の男性。突然の胸痛にて救急搬送された。

＜来院時の心電図と胸部エックス線写真＞

心電図（第Ⅱ誘導）

急性心筋梗塞を学ぶ前に —心臓の機能—

- 左心系（左心房と左心室）は，①肺で酸素化された動脈血を引き入れ，②動脈血を全身に送り出す。右心系（右心房と右心室）は，①全身からの静脈血を心臓に戻し，②静脈血を酸素化してもらうために肺に送り出す。
- 心臓は規則正しいリズムと十分なポンプ力で機能しているが，心臓の機能（血液の心臓への戻し入れと送り出し）が低下すると，左心系では肺うっ血と全身への酸素供給の不足をきたし，右心系では全身の静脈血のうっ滞による浮腫が起こり，肺に十分な血液を送り出せずに血液の酸素化が障害される。
- 心臓の弁には，①順行性（心房→心室）の血流を促す機能と，②逆流（心室→心房）を防止する機能がある。したがって，弁が障害されて起こる疾患（弁膜症）には，①順行性の血流が障害される狭窄症と，②逆流が生じる閉鎖不全症の2つがある。
- 心房に十分血液を集め，それを心室に送り出し，心室に十分血液が溜まってから心室が収縮するというリズムが重要で，ポンプ力に影響を与えるような不整脈は問題となる。心電図でのPQ間隔［心房の興奮（心房収縮）と心室の興奮（心室収縮）とのタイムラグ］が重要となる。心室細動のような心室筋の痙攣状態では，心室が溜まった血液を一気に駆出できないため，全身の細胞の酸素欠乏という危険な状態となる。

① 急性心筋梗塞

解剖学のポイント

　急性心筋梗塞に肺水腫を合併した症例である。1．心電図と胸部エックス線写真の所見，2．心臓の栄養血管について解説する。

1．心電図と胸部エックス線写真の所見

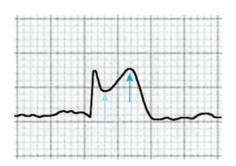

図1-1　心電図（第Ⅱ誘導）

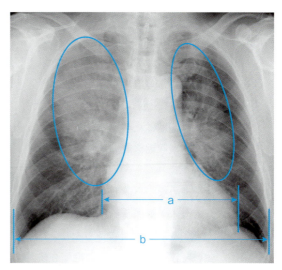

図1-2　胸部エックス線写真
a：心臓の幅　b：胸郭の幅

▶ ST上昇（↑）とT波の増高（↑）を認め，発症後間もない急性心筋梗塞を示唆する（図1-1）。
▶ 蝶形陰影と称される，肺門を中心とした両肺の斑状陰影を認め（図1-2：実線で囲んだ領域），肺水腫を示唆する。心胸郭比（a/b；正常値は50％未満）は52％で，軽度の心陰影拡大を認める。

2．心臓の栄養血管（図1-3）

　心臓は，上行大動脈の起始部から起こる左右2本の冠状動脈によって栄養される。左冠状動脈は起こってすぐに前室間枝と回旋枝に分岐し，主に左心室の前壁と後壁，右心室の前壁，左心房，心室中隔の前2/3部に分布する。右冠状動脈は心臓の後面へ向かって走行して後室間枝となり，右心室の後壁，右心房，心室中隔の後1/3部に分布する。

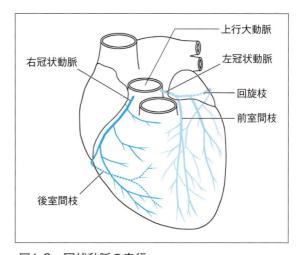

図1-3　冠状動脈の走行

第1章　循環器疾患

▶ 生理学のポイント

1．冠状動脈閉塞・狭窄による心筋への影響

　心筋梗塞とは，冠状動脈のどこかが突然閉塞または狭窄したことで，その血管によって栄養されていた領域が壊死を起こす病態である。原因として，冠状動脈の粥状硬化で発生した粥腫の破綻や冠状動脈内血栓形成によるものが最も多い。冠状動脈攣縮が原因で起こるものも存在する。

　心筋壊死は病理学的所見であり，来院時に確認することができない。そのため，次の①〜④の所見をみることが非常に重要である。

　①自覚症状：突然の発症，ならびに30分以上持続する前胸部痛または胸部圧迫感
　②心電図所見：異常Q波，ならびに心筋障害を示すST変化が継時的に認められる。
　③生化学的所見：心筋特異的マーカーの上昇（採血によるトロポニンIまたはTを確認）。
　　　　ただし，発症初期は正常範囲であることもある。
　④心エコー：左室収縮機能・拡張機能の低下，局所壁運動異常

　また，以下を進めながら診断を確定させ，再灌流療法が適応かどうかを決定する。
　・安静，酸素吸入，静脈ラインの確保，心電図モニター装着を行う。
　・硝酸薬（血管拡張薬；ニトログリセリン），アスピリン投与を適宜行う（禁忌の場合もある）。
　・胸痛が強い時には，モルヒネの投与も検討する。

2．心筋梗塞に伴う肺水腫

　肺水腫とは，肺の毛細血管から漏出した過剰な水分が間質や肺胞内に貯留した状態である。この状態ではガス交換がうまく行えなくなり，低酸素血症をきたす。症状として，呼吸困難，頻呼吸，起坐呼吸などがみられる。原因から，心原性肺水腫と非心原性肺水腫に分けられるが，心原性の頻度が高い。

　・心原性肺水腫：$\boxed{左心不全}$ ⇒ $\boxed{肺静脈圧↑}$ ⇒ $\boxed{肺毛細血管内圧↑}$ ⇒ $\boxed{水分の漏出}$
　　　　　　　（左心不全の原因は，急性心筋梗塞，心筋症，高血圧など）
　・非心原性肺水腫：輸液過剰や腎不全によるもの，高地肺水腫，再膨張性肺水腫など

　検査では，動脈血酸素分圧低下，胸部エックス線写真における心陰影拡大・蝶形陰影・胸水貯留がみられる。
　治療は原疾患の治療（本症例では心筋梗塞の治療）が優先され，利尿薬投与，水分・ナトリウムの制限，酸素投与，必要に応じて人工呼吸管理を行う。

3．心電図について

　心電図波形は，主に4つの波からできており，以下の①〜④が繰り返されていく（図1-4）。
　①まず，P波という小さな波から始まる…心房筋の興奮

① 急性心筋梗塞

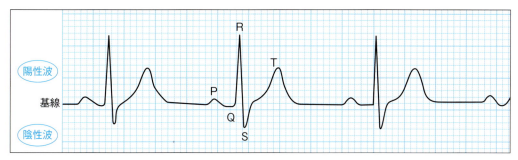

図1-4　正常心電図

②続いて，尖って大きな波のQRS波が現れる…心室筋の興奮
③そして，なだらかな波のT波が続く…心室筋の再分極
④最後に，小さいU波が稀にみられる…**稀に出現**（詳細は不明）

　①〜④の波が，1回の心臓の収縮と拡張を表している。P波の始まりから次の始まりまでを結んだ線が基線であり，基線より上向きに現れる波を陽性波，下向きに現れる波を陰性波とよぶ。
　QRS波の終わりからT波が始まるまでをST部分という。正常時は電気的に安定しているため，ST部分は基線と一致する。しかしながら，何らかの原因で電気的に不安定になると，基線から上下にずれが生じる。ST上昇とは，ST部分が基線より上昇していることを示す。この原因は，急性心筋梗塞や急性心膜炎などが考えられる。ただし，モニター心電図での判別は難しいため，12誘導心電図で判定する必要がある。一方で，ST部分が基線よりも下降するST低下は狭心症や左室肥大などが原因とされる。

≫ 心筋梗塞の特徴的な3つの所見
（1）ST上昇（図1-5 ①）
（2）異常Q波：幅が広く，深いQ波で，幅が0.04秒以上，深さがR波高の1/4以上（図1-5 ②）。
（3）冠性（陰性）T波：通常，T波は上向きに示されるが，虚血性の変化により下向きに現れるT波（図1-5 ④）。

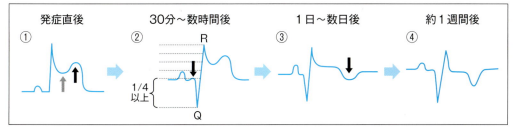

図1-5　ST上昇型心筋梗塞の心電図変化
①発症直後，数分以内にT波の増高（↑）とST上昇（↑）が起こる
②その後，心筋の壊死が進行し，R波の高さが減弱する。この際に異常Q波（↓）が出現する。
③ST上昇は基線に近づいてくる。T波もなくなり，陰転化がみられる（↓）。
④ST上昇がみられなくなり，冠性T波が完成する。

第1章

11

第1章　循環器疾患

病理学のポイント

1．心筋梗塞の成因

　梗塞とは，病理学総論的には組織を栄養する血管の血流が途絶することにより，その組織が壊死に陥ることをいう。したがって心筋梗塞とは，心筋を栄養する冠状動脈血流の途絶による，その支配下の心筋の壊死を意味する。冠状動脈血流の途絶は冠状動脈の内腔閉塞によるもので，その主な原因は冠状動脈硬化症を基盤とする血栓形成である（図1-6）。稀ではあるが，他の部位で作られた血栓が血液によって運ばれ，冠状動脈を閉塞させる血栓性塞栓もある。

　梗塞は心臓をはじめ，腎臓，脳に好発するが，これらの好発臓器は動脈同士の吻合の少ない動脈（終動脈）によって支配されているためである。このために，心筋梗塞の部位は冠状動脈の閉塞部位によって決まってくる。右冠状動脈の閉塞は後壁-中隔後部の梗塞が，左冠状動脈前室間枝の閉塞は前壁-中隔前部の梗塞が，左冠状動脈回旋枝の閉塞では側壁の梗塞がもたらされる（図1-7）。梗塞の影響は心電図の波形にも反映され，それがどの誘導に現れるかで梗塞部位同定が可能となる。

2．急性心筋梗塞の病理：肉眼像および組織像

　肉眼的に急性心筋梗塞は出血を伴っていることが多く，新鮮なものでは暗赤色混濁病変として，ホルマリン固定後の肉眼像では黒色病変としてみられることが多い。また，梗塞の起こる範囲によって貫壁性梗塞と心内膜下梗塞に分けられる。

- ・貫壁性梗塞：心室壁の内層から外層にわたる広範な梗塞（図1-8A）
- ・心内膜下梗塞：心内膜下の壁の内層に限局する梗塞（図1-8B）

　梗塞により壊死に陥った心筋組織は，組織学的に次のような経時的変化（心筋組織の凝固壊死とそれに対する修復過程）を示す。梗塞直後は組織変化を見出すことは難しいが，24時間以

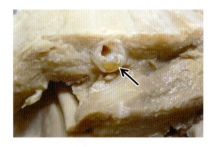

図1-6　冠状動脈硬化症の肉眼像
冠状動脈の壁は動脈硬化のため偏心性に著しく肥厚しており，そのため内腔は狭窄している。

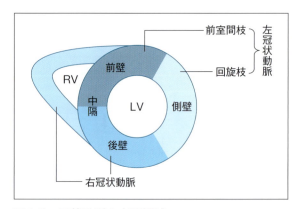

図1-7　冠状動脈の支配領域
LV：左心室，RV：右心室

① 急性心筋梗塞

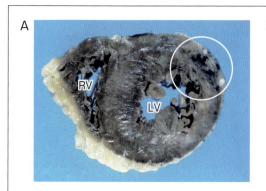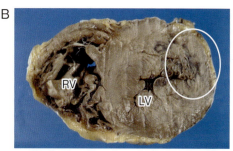

図1-8　急性心筋梗塞の肉眼像
A：貫壁性心筋梗塞。丸で囲んだ部分に出血（黒色）を伴う広範な心筋壊死がみられる（血液うっ滞などの条件が加わったため，心筋全体が黒ずんでみえる）。LV：左心室，RV：右心室
B：心内膜下心筋梗塞。丸で囲んだ部分の心室壁の内側に茶褐色調の心筋壊死がみられる。

内に心筋線維はエオジン（ピンク）や酸性フクシン，ポンソー（赤）などの赤色系の色素に対する好染性（好酸性，図1-9A）および核の濃縮，横紋消失などを示すようになり，好中球の浸潤がみられるようになる（図1-9B）。収縮帯壊死（筋線維を横断する好酸性の太い筋の出現する壊死）とよばれる独特の心筋線維壊死もみられる。1～3日目には壊死が進行，核や横紋の消失が明らかとなり，好中球浸潤も顕著となる。3～7日目には壊死心筋が崩壊，梗塞辺縁からマクロファージによる壊死心筋の貪食が始まり，徐々に梗塞内部に及ぶ。7～14日目には同様に梗塞辺縁から線維芽細胞や血管内皮細胞の遊走，増生が始まり，幼若な肉芽組織がつくられ，徐々に壊死領域を置換する（図1-9C）。肉芽組織には線維芽細胞に由来する膠原線維の増生が加わり，8週までには緻密に配列する膠原線維からなる瘢痕が完成する。この瘢痕病変は，肉眼的には白色病変として認められる（図1-10）。なお，図1-9Dに正常心筋線維の組織像を示す。

　このようにして壊死巣は修復されていくが，心筋細胞は本来，脳神経細胞と同様に永久細胞とよばれる再生能力のない細胞である。そのため，壊死巣は筋線維欠損部となり，その修復は瘢痕によって補わざるを得ない（不完全治癒）。

第1章 循環器疾患

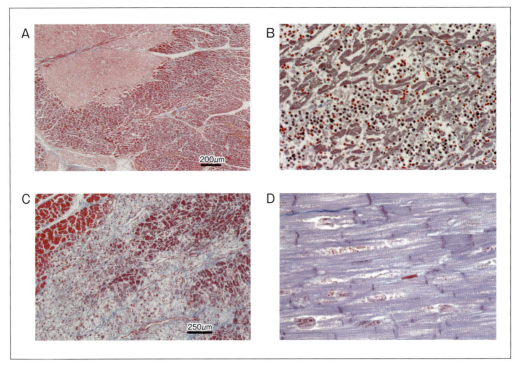

図1-9　急性心筋梗塞の組織像（Dは正常心筋線維）
A：梗塞に陥った右側半分と左側中央の心筋線維が好酸性を示し，赤変している。
B：壊死心筋線維間に好中球が浸潤している。
C：壊死心筋線維を置換するように肉芽組織（水色ないし青色）が下方から中央一部上方に広がっている。右側上方には壊死に陥った心筋が残存している。
D：整然と心筋線維芽細胞が配列している。核の周囲に加齢性変化としてのリポフスチン*が貯留している。

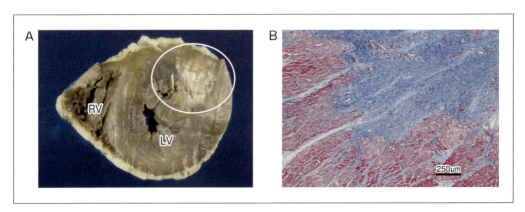

図1-10　陳旧性心筋梗塞
A：肉眼像。丸で囲んだ部分に斑状にみられる白色病変が瘢痕化した心筋梗塞巣である。
　　LV：左心室，RV：右心室
B：組織像。上方中央から右側に広がる青色の部分が瘢痕（線維化）巣で，膠原線維が緻密に配列する組織である。

*リポフスチンは消耗性顆粒ともよばれる黄褐色顆粒で，加齢や消耗性疾患で増加する。

① 急性心筋梗塞

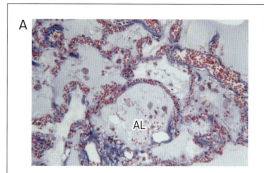
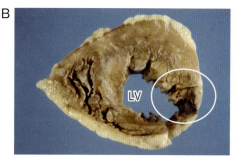

図1-11　心筋梗塞の合併症
A：肺水腫。肺胞腔内（AL）には肺胞壁の毛細血管から漏出した水分（水色）が貯留している。肺胞壁にはうっ血もみられる。
B：心臓破裂を伴う貫壁性心筋梗塞（肉眼像）。丸で囲んだ部分に，出血のため黒変する壊死がみられる。心外膜脂肪組織に出血が及んでおり，破裂を示唆している。写真には現れていないが，心タンポナーデを伴っていた。LV：左心室，RV：右心室

3．合併症

　心臓は，刺激伝導系という自動能を有する特殊心筋の電気的刺激の先導によって，調和の取れた収縮拡張をリズミカルに繰り返し，全身に滞りなく血液を送り出している（ポンプ機能）。当然ながら，心筋梗塞はポンプ機能に大きな影響を与え，急性期には致命的な合併症も起こり得る。梗塞の範囲が大きければ十分なポンプ機能が果たせず，心原性ショックとなり，低血圧，肺水腫（図1-11A），呼吸機能障害などをきたし致命的状態となる。急性期に起こる心臓破裂は，貫壁性梗塞による心筋壊死で脆弱になった壁が心室腔内圧に耐え切れずに裂けてしまった結果であり，心嚢内に血液が充満して心臓の拡張を妨げる心タンポナーデが惹起される（図1-11B）。心筋線維の電気的興奮性の変化や刺激伝導系障害は，致命的な不整脈をもたらす。急性期を乗り切ったとしても，梗塞が大きければ心室壁はその脆弱性のため，高い心室腔内圧によって外方に膨らみ，心室瘤を形成することもある。また，壊死を免れた残存心筋には負荷が増大するが，これに対して残存心筋は肥大することにより適応する。しかし，やがては心筋線維の収縮能の低下から長期的には代償できずに慢性心不全に至る（適応の破綻）。

▶ 動脈硬化症（粥状硬化症）

　前述のごとく，心筋梗塞の原因の大部分は冠状動脈の粥状硬化症を基盤とする血栓形成（急性冠症候群）によるものである。粥状硬化症は，大動脈やその太い分枝である弾性型動脈と，それに続く中小の筋型動脈に主に発生する。動脈は，肉眼的には平滑な内面を有する弾力性のある血管である（図1-12A）。組織学的に内膜，中膜，外膜の3層からなる。内膜の最内面は内皮細胞からなる内皮に覆われており，中膜には弾性線維，平滑筋線維が豊かに走行している。中膜の構造は弾性型動脈（図1-12B）と筋型動脈（図1-12C）で異なり，弾性型動脈では全層にわたって弾性線維と平滑筋線維が平行配列を示すのに対して，筋型動脈では弾性線維

第1章　循環器疾患

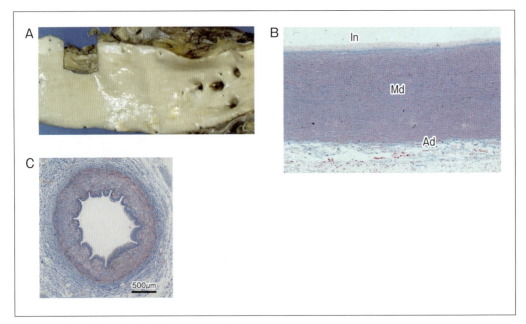

図1-12　弾性型動脈（大動脈）と筋型動脈
A：正常大動脈肉眼像。大動脈の内面は軽度の脂肪沈着がみられるが，ほぼ平滑である。
B：正常大動脈壁の組織像。壁は薄い内膜（In），大部分を占める中膜（Md）と結合組織の外膜（Ad）からなる。特に中膜には平滑筋，弾性線維が豊富で，平行に配列している。
C：筋型動脈組織像。大動脈と異なり，中膜は平滑筋線維が主体で，弾性線維は内弾性板に集約されている。

は内膜直下に内弾性板として集約され，中膜の主体は平滑筋線維となる。外膜は結合組織である。粥状硬化症は基本的に内膜病変で，その進展によって中膜や外膜にも影響を与える。

　粥状硬化症は，病理組織学的には粥腫（アテロームまたはプラーク）によって特徴づけられる病変である。粥腫は肉眼的に黄色調の丈の低い盛り上がりを示す。大きさは，最初はmm大であるが，時間とともに徐々に増大し，さらに互いに融合拡大し，動脈は文字通り硬くなる（図1-13A）。高度になると大動脈のほぼ全面を覆うようになることもある（図1-13B）。この過程で中膜にも影響が及び，中膜は萎縮を免れない。また，粥腫には潰瘍形成，出血，石灰化などの二次的病変が加わり，血栓が形成されれば塞栓の原因にもなり得る（図1-13B）。大動脈は硬化のために伸展性，弾力性を失い，高血圧を引き起こす。壁は硬化するも，むしろ脆弱となり，大動脈瘤形成や大動脈解離に至ることもある。この粥腫が大動脈より直径の細い動脈，特に筋型動脈に生ずると，内腔の狭窄を惹起し，血流量減少から支配臓器に虚血性変化を起こす。心筋梗塞はその代表的なものの一つである。粥状硬化の主な促進因子として，脂質異常症，高血圧，糖尿病，喫煙，メタボリックシンドロームなどが知られる。

　顕微鏡的には大動脈の粥腫は，脂質，壊死細胞由来の破砕物，血漿蛋白などの沈着する核となる壊死性組織（necrotic core），およびこれを覆う膠原線維の多い線維性被膜（fibrous cap）からなり（図1-14A），線維性被膜には中膜から遊走する平滑筋線維，脂肪を貪食したマクロファージ（泡沫細胞），リンパ球などがみられる（図1-14B）。粥腫は筋型動脈においても基本的に同様の組織像である（図1-14C）。

① 急性心筋梗塞

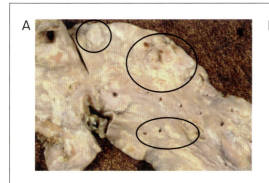
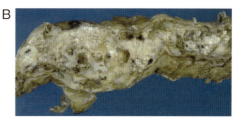

図1-13　大動脈粥状硬化症の肉眼像

A：丸で囲んだ部分にみられるように，黄色調を帯びた丈の低い隆起性病変が粥状硬化病変である。
B：高度進行例。胸部〜腹部大動脈のほぼ全域にわたって粥状硬化症がみられる。内面は平滑さを失い，不整で凸凹している。これは粥腫が隆起しているのみでなく，粥腫に石灰化が起き，表面が剥がれて潰瘍化し，時にこれに血栓が付着することなどによる。

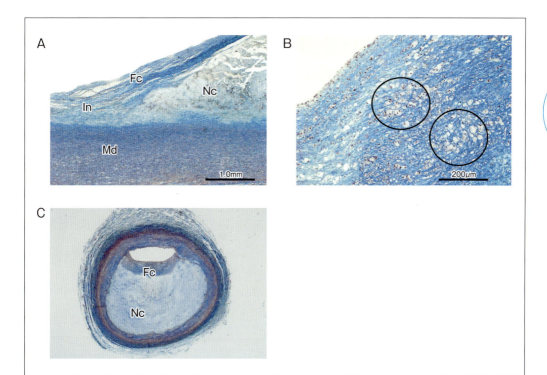

図1-14　粥状硬化症の組織像

A：大動脈粥状硬化症の組織像。粥腫のため内膜（In）が著しく肥厚している。粥腫は壊死性組織（Nc）とそれを覆う線維性被膜（Fc）からなる。中膜（Md）には虚血のため青く染まる膠原線維が増加している。
B：大動脈粥状硬化症病変内の泡沫細胞。丸で囲んだ内膜領域に，細胞質が白く抜けた細胞が集簇しており，これらが脂肪を貪食しているマクロファージである。
C：筋型動脈粥状硬化症の組織像。内腔をほとんど塞ぐように粥腫が形成されている。

※図1-9〜図1-14の組織像はマッソン・トリクローム染色（変法）

第1章　循環器疾患

　この粥腫の成因に関しては，次の機序が考えられている。①内皮細胞の傷害がまず先行して血管の透過性（組織と血管間の物質の移動性）が亢進し，コレステロールに富む低比重リポ蛋白（LDL）が血管に侵入する。②これに対して血液中の単球から転化したマクロファージがLDLを貪食し，泡沫細胞化する。③さらに，中膜から平滑筋細胞が内膜に遊走，増殖して膠原物質を分泌し，線維性被膜を形成していく。このような過程を繰り返して粥腫は成長していく。また，この過程には内皮細胞，マクロファージ，平滑筋細胞などから分泌される多くのサイトカイン（情報伝達物質）が関与しており，現在は粥腫形成は一種の炎症過程であると考えられている。

第2章

呼吸器疾患

① 肺気腫

② 気胸

第 2 章　呼吸器疾患

① 肺気腫

症例 2　61歳の男性。労作時の呼吸困難を主訴に来院した。喫煙歴40年，30本/日。

＜受診時の胸部エックス線写真（正面像と側面像）と胸部CT＞

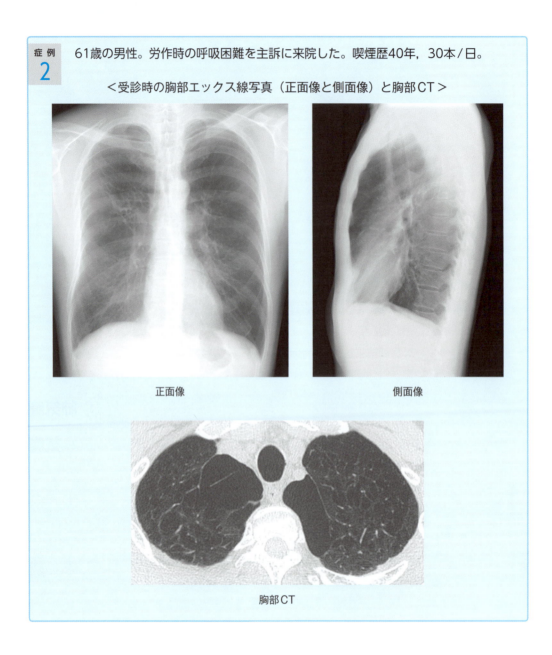

正面像　　　側面像

胸部CT

① 肺気腫

肺気腫を学ぶ前に —閉塞性肺疾患と拘束性肺疾患—

▶息を吸うと，肋骨の挙上と横隔膜の下降によって胸郭が広がる。この時，臓側胸膜（肺胸膜）と壁側胸膜の間の胸膜腔も広がるので，胸腔内圧は低下する。この圧の低下は肺の表面を外側に膨らまそうとするため，気道を通して肺胞に外気が入り込む。次いで息を吐く時は，呼吸筋の弛緩による胸郭の縮小と，肺の弾性力による収縮によって肺は縮み，肺胞の空気が外界に放出される。以上の過程で安静時の呼吸は営まれるが，肺や胸郭，呼吸筋の障害により，肺が十分に膨らまなくなることがあり，このような呼吸器疾患を拘束性肺疾患という。一方，肺は膨らむが，呼気時に肺胞からの空気の流出が障害される呼吸器疾患を閉塞性肺疾患という。

解剖学のポイント

肺気腫の症例である。1．胸部エックス線写真とCTの所見，2．空気の流路について解説する。

1．胸部エックス線写真とCTの所見

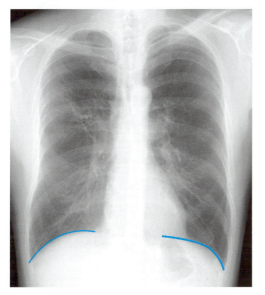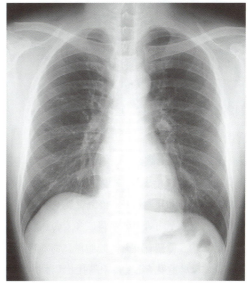

図2-1　胸部エックス線写真 正面像（右：正常像）

▶両側の横隔膜の低下と平坦化を認め（図2-1，図2-2：実線），両肺の過膨張を示唆する。
▶肺内にびまん性の透過性亢進領域を認め，両肺野の縦隔側は囊胞状の変化を呈する。肺内における気腔の異常な膨張を示唆する（図2-3）。

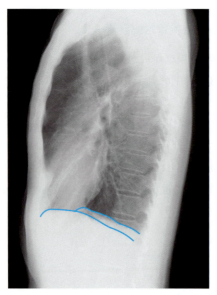 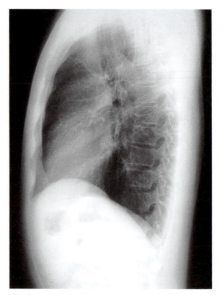

図2-2　胸部エックス線写真 側面像（右：正常像）

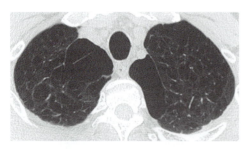 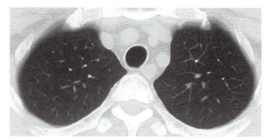

図2-3　胸部CT（右：正常像）

2. 空気の流路（図2-4）

　気道は鼻腔に始まり，咽頭，喉頭，気管，左右の主気管支と続き，肺門に向かう。主気管支は肺内で分岐を繰り返して，葉気管支→区域気管支→気管支枝→細気管支→終末細気管支→呼吸細気管支→肺胞管となり，最後に多くの肺胞が嚢状に広がった肺胞嚢となって終わる。肺胞は両肺合わせて約3億個存在し，肺胞壁にある密な毛細血管網との間でガス交換が行われる。隣接する肺胞間には肺胞孔もしくは中隔孔とよばれる小孔が開いており，両者の内圧を同一に保っている。

▶ 生理学のポイント

1. 慢性閉塞性肺疾患としての肺気腫

　肺気腫とは病理像での形態学的定義であり，現在，臨床上は慢性閉塞性肺疾患（chronic obstructive pulmonary disease：COPD）という疾患名で表現される。COPDは次のように定義される。

① 肺気腫

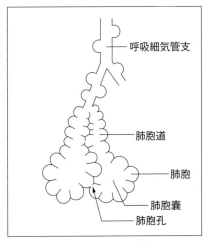

図2-4　呼吸細気管支〜肺胞・肺胞嚢

・喫煙によって起こる進行性の気流閉塞を呈する疾患
・末梢気道の炎症（非気腫型COPD）と気腫性病変（気腫型COPD）が存在

　肺気腫は肺胞が破壊されることに伴う疾患であるが、症状の主体は呼気時の末梢気道閉塞による呼吸困難（息切れ）である。2012年の世界保健機関（WHO）による統計では、2010年の死因第4位のCOPDは2030年には第3位になるであろうと予測されている。
　症例2は気腫型COPD（いわゆる肺気腫）に分類される。日本呼吸器学会のガイドライン[1]によるCOPDの診断基準は、①気管支拡張薬投与後のスパイロメトリー（呼吸機能検査）で1秒率が70%未満であること、②他の気流閉塞をきたし得る疾患を除外すること、の2つである。

》喫煙
　COPDの特徴として、ほぼ全例で長期の喫煙歴があることがまず挙げられる。喫煙歴を問診する際、肺がんリスクの一つの目安として、1日当たりの本数と喫煙年数を聴取することが多い。この1日当たりの本数と喫煙年数を掛け合わせたものがBrinkman Index（ブリンクマン指数）であり、基準として400以上で肺がんリスクが高くなるとされる。ブリンクマン指数とCOPDの関連としては、400以上でCOPD発症率がおよそ20%とされており、外来通院患者では600以上であることが多い。

2．COPDの検査
　COPDが疑われる場合には、いくつか実施すべき検査がある。
①バイタルサインの測定：経皮的動脈血酸素飽和度（SpO_2）も測定する。
②胸部エックス線写真
③スパイロメトリー

①~③の他に，
　④血液検査：肺がんの有無，栄養状態の確認［COPD患者は痩せ（るい痩）が多い。］
　⑤心エコー検査：うっ血性心不全や肺高血圧症の確認
なども必要に応じて施行される。

　スパイロメトリーではスパイロメーターという機器を用いて，安静呼吸から目一杯吸気を行い，一気に呼出する努力性肺活量（forced vital capacity：FVC）と，1秒間で呼出可能な肺気量［1秒量：forced expiratory volume 1sec（FEV_1）］を測定する（図2-5）。肺活量とは，最大吸気から最大呼気までの肺気量のことであり，身長，年齢，性別から予測値が算出される。肺活量が予測値の80％以上であれば概ね正常であり，80％以下では肺の弾力性が低下したり，胸郭の拡張機能が障害されたりする拘束性換気障害（間質性肺疾患や肺水腫など）と診断される。1秒量を努力性肺活量で除した1秒率（FEV_1/FVC）が70％以上であれば正常，70％以下では末梢気道が閉塞することで呼吸困難になる閉塞性換気障害（COPDや気管支喘息など）と診断される（図2-6）。

3．肺気腫における生理学的変化

　肺気腫とは文字通り，「肺内に過剰の空気が入った状態」である。肺気腫では以下のような生理学的異常が起こっていると考えられる。
①細気管支の閉塞で気道抵抗が増大し，呼吸仕事量（呼吸運動に必要なエネルギー）が増える。特に呼気時に細気管支から空気を通過させることが困難になる。
②肺胞壁面積が減少するため，肺のガス拡散能力が大きく低下し，血液の酸素化や二酸化炭素の排除などの肺機能が低下する。
③末梢気道閉塞が進行すると，肺内で換気がうまくいく範囲とうまくいかない範囲の存在が生じ，肺胞が存在する部分でも換気がうまくいかなくなるため酸素化が不良になり，肺胞が存在しない部分への血流が増大するため，換気が無駄になっていることが多い。
④肺胞壁が広範囲で消失すると，血液が通過できる肺胞毛細血管も減少し，肺胞毛細血管抵抗がしばしば上昇することで，結果として肺高血圧を惹起する。これは肺に血液を送る右心室に負荷が掛かることを意味し，状態が悪いと右心不全に陥る。

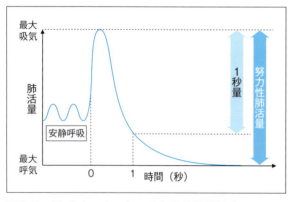

図2-5　スパイロメーターでの呼吸機能検査

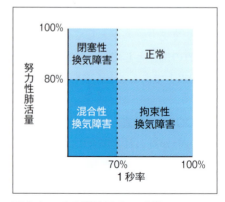

図2-6　呼吸機能障害の分類

① 肺気腫

1）換気障害

肺気腫では多くの肺胞壁が破壊され，肺胞同士の癒合が起こり，癒合した肺胞腔は元の肺胞よりも大きいにもかかわらず肺胞壁の面積（ガス交換に関与する換気面積）は減少する。正常な肺胞の全表面積の1/5まで減少することもある。肺胞の全表面積が正常の1/3～1/4まで減少すると，肺胞を介したガス交換は安静状態であっても相当量が妨げられる。軽度の肺胞表面積の減少であっても，激しい運動時ではガス交換において大きな障害になる。肺気腫における換気障害は次の2つの理由から起きる。

①小さな細気管支の多くが閉塞状態となるため，末梢側の肺胞で換気がされなくなる。
②肺胞壁の破壊により，血流にアプローチする範囲そのものが減少し，たとえ換気がある区域でもガス交換にかかわる血流が足りなくなってしまい，換気自体が無駄になってしまう。

以上の理由から，肺のガス交換の効率は著明に低下し，時には正常の1/10にまで低下する。これが現在の呼吸不全の一般的な原因である。

換気がしっかり行われたとしても，そこへの血流が少なければ血液の酸素化は不十分になる。一方で，十分な血流があったとしても，その部分の肺胞換気が不十分であれば十分な血液の酸素化は行えない。このように，換気と血流はバランスよく釣り合っている必要があり，この均衡が崩れた状態を換気血流比不均等という（図2-7A）。もともと生体には，局所的な換気血流比不均等を是正する合理的な調節メカニズムが備わっている。換気の悪い肺胞では，その肺胞気の酸素分圧（PO_2）が低下する。肺細動脈にはPO_2の低下によって収縮する性質があり，これによって換気の悪い肺胞への血流を減少させ，換気のよい肺胞へと血流を振り分けている（図2-7B）。しかしながら，標高の高い山に登ったときなどには，吸入するPO_2がそもそも低いために，肺全体で細動脈の収縮が発生して肺高血圧状態となる。この状態から肺血管損傷が惹起された病態が高山病であり，致命的になる恐れもある。また，長い年月をかけてゆっくりと進行していく肺気腫は，重症化すると高炭酸血症を生じて死に至ることもある。

二酸化炭素分子の拡散は酸素の拡散の20倍速いため，血漿と肺胞腔間での二酸化炭素の拡散

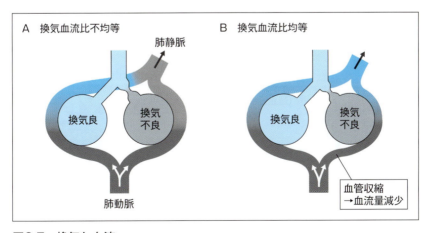

図2-7　換気と血流

障害は通常ほとんど問題にならない。事実、拡散障害時に血中酸素分圧（PaO_2）低下が生じる前に血中二酸化炭素分圧（$PaCO_2$）が上昇することは稀である。しかし、肺から放出される二酸化炭素の大部分は血中の重炭酸イオン（HCO_3^-）からのものであり、この反応は炭酸脱水酵素（体内の組織からHCO_3^-として運ばれてきた不要な酸を肺で二酸化炭素に変換する）に依存するため、この酵素活性を抑制すれば二酸化炭素の拡散能力は著明に低下し、$PaCO_2$が上昇する。肺気腫では、肺胞を構成している組織が破壊・消失するため肺胞換気が障害され、二次的に酸素の拡散障害とPaO_2低下をきたす。換気障害が主であるため、$PaCO_2$の上昇に伴い、肺胞換気異常による呼吸性アシドーシス、高炭酸血症となる。

2）肺胞破壊のメカニズム

これまでに肺気腫では肺胞が壊れていると説明してきたが、なぜ壊れるのであろうか。その説明の一つとして、長期喫煙などの外的要因により肺の炎症が誘発され、肺胞組織が破壊される機序が考えられる（ただし、組織学的に炎症所見は目立たない）。この炎症には2つの経路が考えられており、1つは活性酵素による酸化ストレス（アンチオキシダント）不均衡で、もう1つはアンチプロテアーゼ不均衡である（図2-8）。いずれの経路も、炎症による肺胞破壊をアンチオキシダントかアンチプロテアーゼによって抑制するメカニズムである。

炎症以外の原因による肺胞破壊に関しては、アポトーシスとオートファジーによる病態生理学的メカニズムが指摘されている。アポトーシスは体のどこにでも起こり得る現象で、不要な細胞などをリストラして「自己細胞死」を選ぶ作用であるが、COPDではアポトーシス機構が増強していることが指摘されており、本来維持すべき肺胞上皮細胞や血管内皮細胞にアポトーシスが生じているとの報告がある。

一方で、オートファジーは細胞みずからが細胞内の蛋白質分解を行う仕組みで、細胞の「自食作用」であり、飢餓状態におけるエネルギー源となる。COPDでは、肺胞マクロファージでオートファジーが正常に機能していないことが報告されている。蛋白質分解が不十分となり、結果的に細胞老化を進行させているのではないかとの指摘がある。

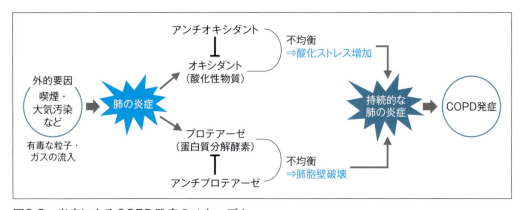

図2-8　炎症によるCOPD発症のメカニズム

① 肺気腫

病理学のポイント

1．COPDと肺気腫

　肺気腫は，現在COPDという包括的疾患名のなかで，慢性気管支炎とともに病理形態学的変化として位置づけられている。呼気性の閉塞性換気障害を示す慢性気管支炎と肺気腫は，その異同が論じられるなかで紆余曲折を経て，1987年に米国胸部学会によりchronic obstructive pulmonary disease（COPD）という名称が提案され，COPDは肺気腫，慢性気管支炎，末梢気道病変によって起こる不可逆的な気流閉塞を特徴とする疾患とされた。2011年には3回の改定が行われたGOLD（Global Initiative for Chronic Obstructive Lung Disease）とよばれる国際的なガイドラインが提案され[2]，日本でも独自の検討が重ねられ，2013年にGOLDを踏まえた「COPD診断と治療のためのガイドライン第4版」[1]が日本呼吸器学会より上梓された。

　肺気腫は主に，小葉中心性肺気腫，汎小葉性肺気腫，傍隔壁性肺気腫の3つに分類されるが，ここでは頻繁にみられ，重要性が高い小葉中心性肺気腫について述べる。

　肺気腫は一般に，「非可逆性の，終末細気管支より末梢の気腔の拡大とそれに伴う肺胞壁の破壊からなる変化で，目立つほどの線維化はない」と定義されている。

2．肺気腫の病理学的変化

　生理学の項に記載されているように，気管支は肺内に入ると分枝を繰り返して細気管支となり，小葉（肺小葉）という結合組織で区切られた小区画に入り，さらに分枝して肺胞となる（図2-4）。肉眼的に，肺気腫が軽度の場合は小葉の内部に限局して肺実質の欠損による小さな空隙（小囊胞）としてみられ（図2-9A），多くは炭粉といわれる微小な塵埃の沈着による黒色病変（炭症）を伴う。小葉の内部に位置する細気管支以下の気道の末端では総断面積が増大するために，吸気の気流速度が急激に減少し，微小粉塵の沈着が起きやすい。病変が進展する

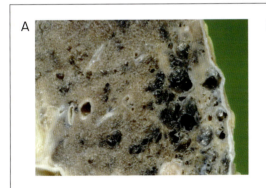
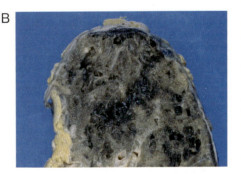

図2-9　肺気腫の肉眼像
A：黒色の炭症の目立つ領域に気腫性病変である空隙（小囊胞）がみられる。
B：気腫性小囊胞が肺の上葉の広い範囲に拡大している。

第2章　呼吸器疾患

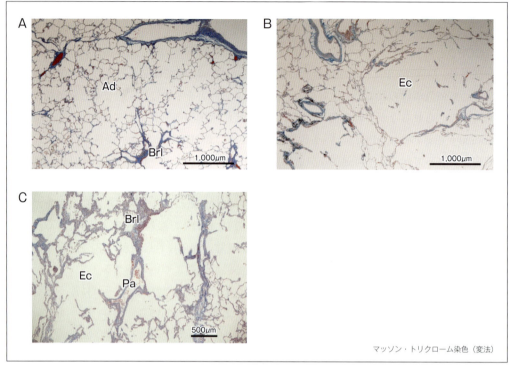

マッソン・トリクローム染色（変法）

図2-10　肺気腫の組織像（Aは正常肺）
A：正常肺。繊細な蜂の巣構造を示す。肺胞の中枢組織である肺胞管（Ad），肺胞嚢，呼吸細気管支（Brl）もみられる。
B：肺気腫。肺胞組織に縁取られる小嚢胞病変が気腫性病変（Ec）である。肺胞構造が消失している。
C：肺気腫。嚢胞内には肺胞の支持を失った肺動脈（Pa），Brlが宙づりになっている。

と，小嚢胞病変が多発して融合し，徐々に肺葉内にその範囲を拡げていく（図2-9B）。顕著な場合には，気腫性変化は大葉の大半に及ぶこともある。気腫性変化をみると，肺胞組織に囲まれて不規則に拡大した空間（気腔）として認められる（図2-10B）。正常な肺組織（図2-10A）の整然とした蜂の巣状の構造と比較すると，気腫性病変は一見して明らかである。気腫域には，断裂した肺胞壁や肺胞による支持を失った血管などが観察され（図2-10C），これらの変化が肺組織に破壊が加わって正常構造を失っていることを示唆している。正常肺組織と気腫肺の厚切り標本（50μm）を弾性線維染色（弾性線維を黒く染め分ける）で観察したのが図2-11である。正常肺組織では肺胞壁は膜状で薄く，そこに濃く線条にみえる弾性線維が走行し，これらの線維が連なって豊かな分布を示しており，膠原線維とともに肺胞構造を保つ要素となっている（図2-11A：毛細血管も壁に密に分布しているがこの染色では現れていない）。肺気腫の厚切り標本では，気腫域に肺胞構造はなく，壊れた肺胞の残骸がひも状に残存し（図2-11B），病変の進展した部分では太い血管や細気管支が宙づり状態になっている（図2-11C）。以上が肺気腫の主な病理学的変化であり，肺胞構造の破壊がいかに強いかを示している。

28

① 肺気腫

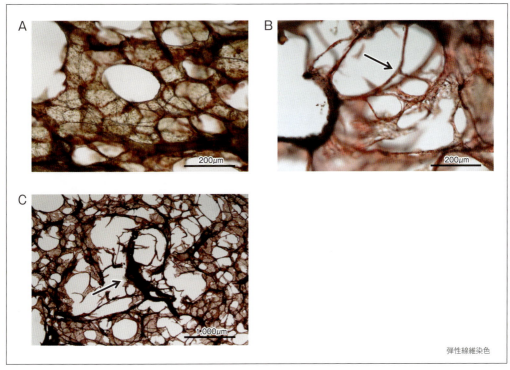

図2-11　厚切り組織標本（50μm）による肺気腫の観察（Aは正常肺）
A：正常肺。肺胞壁は著しく薄く，豊富な弾性線維が走行している。
B：肺気腫。肺胞壁の膜状構造は消失して，ひも状の残骸（矢印）がみられるのみである。
C：肺気腫。気腫性変化の進展したところでは，気腫性変化の部分で細気管支（矢印）が宙づりになっており，肺胞の支持を失っていることを示している。

（文献3より改変引用）

3．肺組織障害の肺機能への影響

　肺におけるガス交換は，呼気時に肺胞に流れ込んだ空気（吸気）と肺胞壁の毛細血管を流れる血液との間で，両者の濃度勾配に基づく拡散によって行われる。図2-11Aのように，肺胞壁はこの拡散を可能にするほどに薄い膜で繊細にできており，しかも十分な拡散量を確保するために70〜85m^{2}に及ぶとされる総面積と豊富な毛細血管網を有している。

　肺気腫においては，肺胞領域の障害によってまず肺胞での有効な換気面積が減るため，二酸化炭素よりも拡散速度の遅い酸素の血中への拡散が減り，それはPaO$_2$の低下となって現れる。また，この疾患を特徴付けている呼気障害である閉塞性換気障害は，1秒率の低下に最もよく現れる。厚切り標本（図2-11A）にその一端が表れていたように，肺全体に隈なく連続的に分布する弾性線維が肺の円滑な拡張・収縮に関与しており，肺の弾性収縮力（吸気の状態から元に戻る力）の大きな力となっている。したがって，肺胞壁の広範な崩壊は弾性収縮力を低下させる。さらに，特に細気管支壁に肺胞が付着する構造がその内腔を維持する力学的支えとなっているが，肺胞の崩壊により支持が減弱すると，細気管支以下の末梢気道は呼気に際して潰れやすくなり（末梢気道虚脱），気道抵抗を高める。この弾性収縮力の低下と末梢気道抵抗

の増大が1秒量の低下を招いていると考えられる。

　肺胞崩壊は拡散，換気などの肺機能に影響を与えるばかりでなく，肺血液循環にも大きな影響を与える。肺胞の崩壊は毛細血管網の消失を伴い，肺胞毛細血管の広汎な消失は肺に血液を送る肺動脈の末梢の血管抵抗を増大させ，肺動脈圧が上昇し，右心室に負荷を生じる。この結果が右心室肥大である（肺性心）。病態が進行すると右心不全をきたし，中心静脈圧上昇により肝臓の慢性うっ血，下腿浮腫へと進むことになる。また，全身的な影響として骨粗鬆症，骨格筋機能障害などの合併が知られている。

》肺ブラ

　肺ブラとは，定義的には肺表面の胸膜下にできた径1cm以上の囊胞性病変である（図2-12）。その発生基盤に特別の肺疾患がないものと，発生基盤として肺気腫などが存在しているものがある。後者の場合は，気腫性病変が癒合して囊胞を形成したものである。したがって，囊胞は胸膜と肺内では種々の程度の気腫性病変を示す肺実質に囲まれている。この囊胞は，時にその胸膜部分の破綻により胸膜腔内に空気が溢れ出して肺が虚脱する気胸（→p.31）を引き起こす。なお，肺ブレブといわれるものは胸膜内の囊胞性病変で，肺ブラとは区別される。

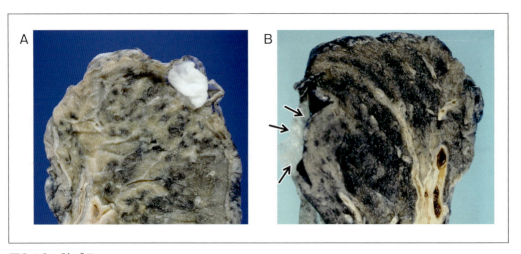

図2-12　肺ブラ
A：ブラ。ブラの囊胞内に白いものを詰めて，それを示した。
B：大きなブラ。このブラの壁をなす胸膜（矢印）は薄い。

② 気胸

症例 3 29歳の男性。来院2時間前、咳込んだ際に右胸痛が出現した。その後、安静にしていたが症状が治まらず、呼吸困難も出現してきたため来院した。気胸と診断され、胸腔ドレナージが施行された。

＜来院時の胸部エックス線写真＞

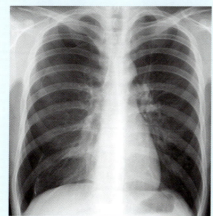

正面像

＜ドレナージ後の胸部CT＞

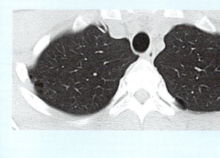

気胸を学ぶ前に ―胸膜腔―

▶胸膜には臓側胸膜（肺胸膜）と壁側胸膜があり、この2つの膜の間を胸膜腔とよぶ。肺の表面と胸壁の内面は胸膜とよばれる薄い漿膜で覆われる。肺表面を直接覆う胸膜は臓側胸膜（肺胸膜）、胸壁内面を覆う胸膜は壁側胸膜とよばれ、両者の間に形成される閉鎖腔を胸膜腔という。胸膜腔は閉鎖腔で、リンパ管の作用によって大気圧より陰圧（大気圧より低い気圧）に保たれている。吸気開始時の胸膜腔の圧は-5cmH$_2$Oだが、吸気運動による胸郭の拡大によって-7.5cmH$_2$Oにまで低下し、この圧変化で肺に約500mLの空気が入る。呼気時でも胸膜腔内は大気圧より低く、肺胞は絶えず広げられる力を受けているため潰れることはない。

解剖学のポイント

　ブラ（胸膜下の嚢胞）の破裂により気胸を発症した症例である．1．胸部エックス線写真とCTの所見，2．肺の外観と胸膜・胸膜腔について解説する．

1．胸部エックス線写真とCTの所見

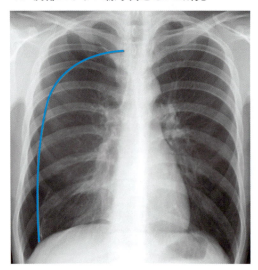

図2-13　胸部エックス線写真（正面像）

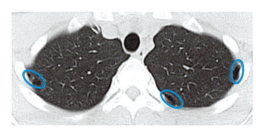

図2-14　胸部CT（ドレナージ後）

▶右肺は収縮し（図2-13：実線），胸膜腔の拡大を認める．
▶両側の上葉にブラを認める（図2-14：実線で囲んだ領域）．

2．肺の外観と胸膜・胸膜腔（図2-15）

　肺は右側が3葉（上葉・中葉・下葉），左側が2葉（上葉・下葉）からなる半円錐状の器官で，各葉は葉間裂（右肺は斜裂と水平裂，左肺は斜裂）により分けられる．左肺の上葉の前下方部分は舌区とよばれ，右肺の中葉に相当する．
　冒頭で述べた通り，胸膜には臓側胸膜（肺胸膜）と壁側胸膜があり，両者の間に形成される閉鎖腔を胸膜腔という．

生理学のポイント

1．気胸の原因と分類

　気胸は，気道や胸壁の破綻が原因で空気が胸腔内に流入し，肺が虚脱した状態であり，原因によって次の通りに分類される．

② 気胸

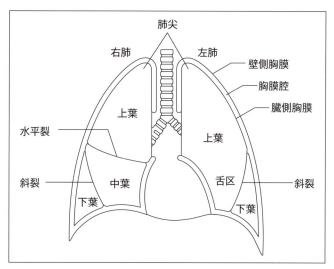

図2-15　肺の外観と胸膜・胸膜腔

１）特発性自然気胸

　肺表面にできたブラに偶発的に穴が開く（自然気胸）。原因がよくわかっていないため，医学用語で特発性とよばれる。痩せ型で背の高い男性に多く，症例3は特発性自然気胸である。

２）続発性自然気胸

　COPD，肺結核，肺線維症，肺がん，じん肺，肺化膿症などの呼吸器系の基礎疾患をもつが，特発性自然気胸と同様に明らかな理由がなく発症する。高齢男性に多い。

３）外傷による気胸

　交通事故などで肋骨が折れて，肺に刺さると気胸を起こす（外傷性気胸）。針を刺すような治療や検査を受けた時にも気胸を起こすことがある（医原性気胸）。

４）月経随伴性気胸

　子宮内膜症が横隔膜に拡がり（異所性子宮内膜症），生理の時に子宮内膜成分が剥がれ，横隔膜に穴が開くことにより空気が胸腔に入り，気胸となる。あるいは肺に子宮内膜症が存在していて，生理に際して穴が開くことによって起きる。気胸は疫学的に比較的女性には少ないため，女性が気胸を起こした時は，月経随伴性気胸もしくはリンパ脈管筋腫症の可能性を考える必要がある。

２．気胸の経過と注意点

　特発性自然気胸は痩せ型で背の高い若年男性に多く，続発性自然気胸は高齢男性に多いため，好発年齢は20歳台と60歳台の二峰性を示す。

　自然気胸では，肺に穴が開いて一時的に胸腔内に空気が漏れるが，多くはすぐに閉じる。漏れた空気は血液に溶け込んで次第に消失する。そのため，軽症例では安静にしていればよいが，穴が塞がらずに空気が漏れ続ける場合や，再発する場合（特発性自然気胸では約30％が再

発する）は問題となる。①空気の漏れが止まらない場合，②気胸が再発した場合，③左右両側の気胸の場合には，病変部を切除する手術が行われる。

≪重症度による分類と治療方針≫
- 軽度気胸：胸部エックス線検査で気胸を起こしており，肺尖（肺の頂上）が鎖骨より上にある。
  ➡安静にし，胸部エックス線検査で経過観察する（1～3週間）。
- 中等度気胸：胸部エックス線検査で気胸を起こしており，肺尖が鎖骨より下にある。
- 高度気胸：胸部エックス線検査で気胸を起こしており，肺の虚脱が著しい。
  ➡中等度や高度気胸では，入院にて胸腔ドレナージを行う。胸に局所麻酔を行い，チェストチューブ（管）を挿入し，胸腔内に溜まった空気を外に排出する。
- 緊張性気胸：高度気胸で肺から空気が漏れ続け，胸腔内が陽圧になっている状態。胸腔内が陽圧になると，肺静脈が圧迫されて心臓に血液が戻らず，心臓から血液を体に送ることができなくなり，血圧が低下することでショックを起こすなど生命の危険にある。
  ➡早急に胸腔ドレナージが必要である。救急救命では，胸に注射針を刺すことによりまず陽圧の解除を行うこともある。

呼吸のシステムと気胸の発症

呼吸のうち，吸気は吸気筋である横隔膜を支配する横隔神経により開始され，横隔膜と外肋間筋の収縮が起こる。呼気は内肋間筋の収縮と横隔膜の弛緩により起こるが，基本的に受動的であり，肺の弾性収縮力と胸壁組織に依存する。臓側胸膜には内向きに収縮する力があり，壁側胸膜には外側に拡張する力がある。この相反する弾性収縮力のために，結果的に閉鎖された胸腔は陰圧となる。吸気時には横隔膜および外肋間筋が収縮し，臓側胸膜，壁側胸膜，肺，そして胸壁がそれぞれ引っ張られ，胸腔内圧はさらに陰圧になり，胸郭が広がることで肺に空気が流れ込むことになる（図2-16）。

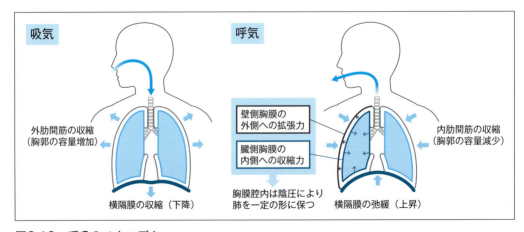

図2-16　呼吸のメカニズム

② 気胸

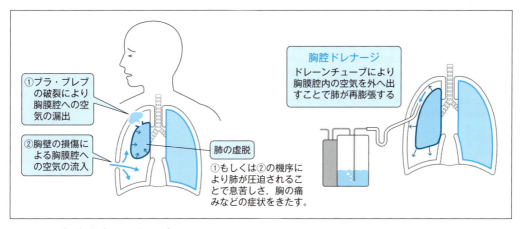

図2-17　気胸発症のメカニズム

　胸膜腔は陰圧になっており，胸壁が損傷すると胸膜腔内に空気が流入してしまう。それは胸膜腔内圧が大気圧と等しくなるまで続き，肺はもともと拡張する機能をもたないため，肺自身の弾性収縮力により縮んでしまう。この状態が気胸とよばれ（図2-17），突然の胸痛や呼吸困難を伴う。心臓を圧迫してショックに陥ることもある。

文献

1） COPD（慢性閉塞性肺疾患）診断と治療のためのガイドライン 第4版. 日本呼吸器学会COPDガイドライン第4版作成委員会 編. 東京：メディカルレビュー社；2014, p.161.
2） The Global Strategy for the Diagnosis, Management and Prevention of COPD, Global Initiative for Chronic Obstructive Lung Disease（GOLD）2011. http://www.goldcopd.org/
3） 稲垣卓也，羽野　寛，森川利昭. 小葉中心性肺気腫の形態形成：弾性線維構築および血管構築変容の肺厚切標本および組織再構成による3次元的観察. 慈恵医大誌. 2012；127：129-39.

第 **3** 章

消化器疾患

① 脂肪肝

② 肝硬変

③ 胃潰瘍

④ 急性膵炎

第3章　消化器疾患

① 脂肪肝

症例 4　41歳の男性。会社の健康診断で軽度の肝機能障害を指摘され，精査目的で来院した。

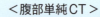

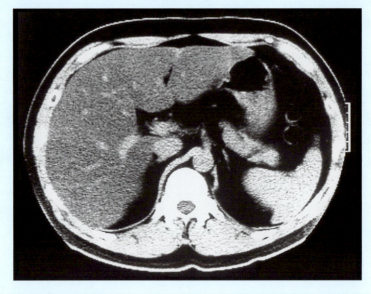

脂肪肝を学ぶ前に —アルコール性肝障害を防ぐには—

▶ アルコール性肝障害は，①アルコール性脂肪肝，②アルコール性肝線維症，③アルコール性肝炎（脂肪性肝炎），④アルコール性肝硬変に分類される。アルコール性肝障害の発症リスクは積算飲酒量が増えるほど高まる。日本酒換算量3合/日の飲酒を5年以上継続している人を「常習飲酒家」，5合/日以上の飲酒を5年以上継続している人を「大酒家」と定義している。大酒家が飲酒を15年以上続けると10～20％が肝硬変に，また7.5合を超える飲酒を20年以上続けると40～50％が肝硬変になるとされる。

▶ アルコール性肝障害を防ぐためには，男性では日本酒にして3合/日以下，女性ではその2/3以下の飲酒量にとどめることが重要である。治療は禁酒であり，家族，精神科医や断酒会などの助けが必要とされる。

① 脂肪肝

解剖学のポイント

脂肪肝の症例である．1．CTの所見，2．肝臓の解剖，3．胆路について解説する．

1．CTの所見

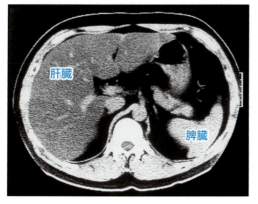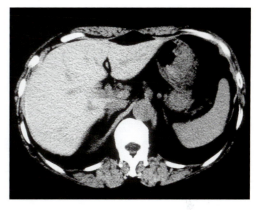

図3-1　腹部単純CT（右：正常像）

▶正常の肝実質はCT上，血管と脾臓よりも高濃度に描出される．症例4の肝実質の濃度は，エックス線透過性の高い脂肪組織が肝細胞中に存在するため低下している．このため，肝実質と血管，脾臓のコントラストが逆転している（図3-1）．

2．肝臓の解剖（図3-2）

肝臓は右上腹部に位置する体内で最大の実質臓器で，重量は約1,000～1,400gである．肝臓は多くの臓器と接して存在し，特に後下面には食道・胃・十二指腸・結腸・腎臓・副腎による圧痕が存在する．

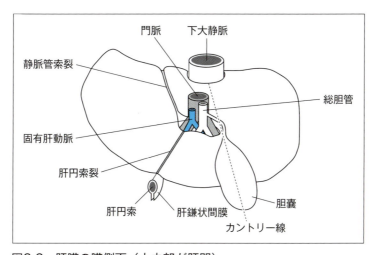

図3-2　肝臓の臓側面（中央部が肝門）

肝臓に流入する血管は固有肝動脈と門脈で，ともに肝門から進入して肝内を灌流した後，肝静脈となって下大静脈に注ぐ。

肝門から出入りする脈管（固有肝動脈・門脈・胆管）は，肝内で伴行しながら左右に分岐し，それぞれ肝臓の左半部と右半部を支配する。この脈管の分布領域によって肝臓は機能的左葉と機能的右葉に分けられる。機能的な左葉と右葉の境界は，肝下面で胆嚢窩と下大静脈を結んだ線［Cantlie（カントリー）線］を通る矢状面に一致する。

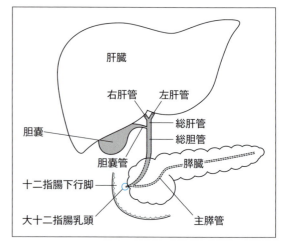

図3-3　肝外胆管の走行と各部位の名称

3．胆路（図3-3）

肝細胞でつくられた胆汁は肝実質内を走行する肝内胆管に排出される。肝内胆管は次第に合流して太くなり，左右の肝管となって肝門から出て肝外胆管となる。左右の肝管は合流して総肝管となり，さらに胆嚢の導管である胆嚢管と合流して総胆管となる。総胆管は終末部近くで主膵管と合流し，十二指腸下行脚にある大十二指腸乳頭（ファーター乳頭）に開口する。

生理学のポイント

1．肝臓の主要な機能

肝臓の主要な機能は簡単に分類すると，①合成，②分解，③解毒，④貯蔵である。このうち合成と分解をあわせて「代謝」とする場合もある。

1）合成

- 胆汁酸の生成と分泌
- 網内系で老化赤血球中のヘモグロビンを分解することで生成された間接ビリルビンを，肝細胞に取り込んでグルクロン酸抱合により水溶性の直接ビリルビンに変えて，胆汁の成分として排泄
- 筋肉などから血流に乗って運ばれてきた乳酸からのグルコースの再合成
- コレステロール（ステロイドホルモンである性ホルモンや副腎皮質ホルモンの原料）の生合成
- アミノ酸からアルブミンやフィブリノゲンなどの血漿蛋白質を合成
- ケトン体の合成（飢餓時などグルコース枯渇時の代替エネルギー源）
- 活性型ビタミンD_3の合成（肝臓を通った後，腎臓でも合成される）

① 脂肪肝

・アンギオテンシノーゲン（最終的に血圧上昇作用を有する生理活性物質であるアンギオテンシンⅡに変換される）の産生

2）分解

・脂質分解によるエネルギーの生成
・エストロゲン（女性ホルモン）の不活化

3）解毒

・アンモニアから尿素への変換
・薬物代謝およびアルコール代謝

4）貯蔵

・血液中のグルコース濃度に応じて，血液中のグルコースをグリコーゲンとして貯蔵
・ビタミンAの貯蔵
・体内鉄の貯蔵（体内に鉄は成人男性で約4〜5g存在し，約2/3が赤血球のヘモグロビンの中にあり，約1gが肝臓に貯えられている。肝臓の鉄は貯蔵鉄といわれ，鉄が不足した時の貯えとしてある。）

2．脂肪肝

　肝臓の組織標本で，肝小葉の5％以上の肝細胞に中性脂肪からなる脂肪滴（トリグリセロール：TG）の貯留した状態を脂肪肝と診断される。脂肪肝の原因は概ね表3-1の通りであり，「アルコール・肥満・糖尿病」が脂肪肝の3大原因である。

　炭水化物や糖分を過剰に摂取すると脂肪肝が生じ，BMI 30以上ではほとんどが脂肪肝であるとの報告もある。糖質が小腸で分解されてできる果糖（フルクトース）は，量に依存して肝毒性を示す。果糖は肝臓でのみ代謝されるため，肝臓は果糖の毒性を早く消すためにブドウ糖（グルコース）よりも果糖を優先的に処理する。また，果糖は肝臓や骨格筋にインスリン抵抗性を引き起こす。インスリン抵抗性が生じると，膵臓からのインスリン分泌が促され，この過剰なインスリンによる高インスリン血症は各種の臓器障害をもたらす（脂質異常症や肝臓の炎症など）。脂肪肝は，脂肪性肝炎→肝硬変→肝がんへと進行することがある。

　アルコールをほとんど飲まない人に起こる脂肪肝は非アルコール性脂肪性肝疾患（nonalcoholic fatty liver disease：NAFLD）とよばれ，国内に約1,000万人存在すると推定される。NAFLDには，①進行せず良性の経過を辿る単純性脂肪肝と，②肝硬変，肝がんへと進行する可能性のある非アルコール性脂肪性肝炎（nonalcoholic steatohepatitis：NASH）がある（図3-4）。

表3-1　脂肪肝の原因

①アルコール：大酒家の80％以上に脂肪肝がみられる。
②栄養障害：肥満や糖質の過剰摂取でみられるが，一方で低栄養状態でもみられる。
③代謝異常（糖尿病，脂質異常症など）
④薬剤（ステロイド剤など）
⑤内分泌疾患（クッシング症候群，甲状腺機能亢進症など）
⑥その他（妊娠，ライ症候群，手術後など）

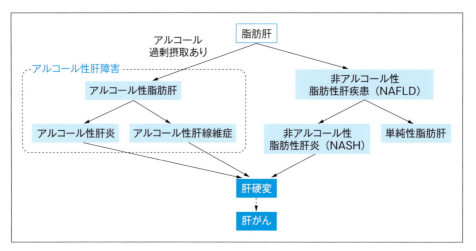

図3-4　脂肪肝の分類と進展機序

NASHは国内に約100〜200万人存在すると推定される。

　診断は超音波検査によって行われる。肝腎コントラスト上昇（腎臓よりも肝臓が高エコーになる）や肝脾コントラスト上昇（脾臓よりも肝臓が高エコーとなる）により判断される。

　確定診断するには肝生検が必要であり，特にNASHの診断に肝生検は必須である。肝臓の細胞を採って病理検査を行い，単純性脂肪肝との鑑別だけでなく，NASHの特徴である脂肪蓄積や炎症の程度，線維化の進行状態（肝硬変への進行具合）を診断する。

　アルコール性肝障害であれば，禁酒により6週間以内に症状は改善し，必要に応じて食生活改善を行う。2kgの減量で肝臓の中性脂肪が減り，肝機能が回復するとの報告がある。肥満を伴うNASHであれば，摂取カロリー制限などの食生活改善が基本であり，間食，夜食習慣は症状を悪化させる。Hollandらが実験動物を摂取エネルギー量の20%分を砂糖に置き換えて飼育したところ，数ヵ月後には脂肪肝が生じ，インスリン抵抗性も生じた[1]。砂糖の投与をやめることで脂肪肝は速やかに消失し，インスリン抵抗性も消失したと報告している。

　一方，拒食症や蛋白質摂取を削減する食事制限が原因となっている場合は，摂取カロリーの主体の炭水化物や糖質が過剰（低蛋白・高炭水化物）になっていることが多く，蛋白質が主体の食事（高蛋白・低炭水化物）に変えることで改善される。

≫インスリン抵抗性

　インスリンは膵臓で作られ，血液を巡って，全身の細胞へ到達するホルモンである。このホルモンは，筋細胞や肝細胞にグルコースを取り込ませてグリコーゲンとして貯蔵し，蛋白質合成を促進させて，さらに脂肪細胞にグルコースを取り込ませて脂肪を合成させる。このようにさまざまな細胞にグルコースを取り込ませることで，血中グルコース濃度（血糖値）を低下させる。これまで，糖尿病はインスリン分泌不全が原因で起こるとされてきたが，最近はインスリンが十分に分泌されているにもかかわらず，それぞれの細胞で利用されないまま血糖値が高くなる病態が

① 脂肪肝

増えていることが報告されてきた。この状態をインスリン抵抗性とよぶ。インスリン抵抗性の発症は肥満者に多く，体の各細胞はインスリンの働きに鈍感になり，ブドウ糖を細胞内に取り込んで利用することをせず，ますます体に脂肪を溜めこむことで悪循環に陥る。インスリン抵抗性の状態では，血圧も上がり，糖尿病にとどまらず，さまざまな生活習慣病として現れることになる。

病理学のポイント

1．脂肪肝，アルコール性肝障害およびNAFLD

体内ではいずれの組織においても，全身の代謝ネットワークの中で物質代謝を営み，その形態を維持して機能を発揮している。特に肝臓は，腸管から吸収された各栄養素を運搬してくる門脈血との深い関連からも示唆されるように，物質代謝を主要な役割とする臓器である。脂質代謝に関しては，脂肪酸よりも中性脂肪合成やリポプロテイン合成などに関与している。

病変の程度を問わなければ，肝細胞の脂肪化自体は決して珍しいものではなく，低酸素血症をもたらすような病態や糖尿病，肥満，アルコール性肝障害，薬物性肝障害など，いろいろな病態，疾患において認められる。脂肪肝の代表的疾患にアルコール性肝障害とNAFLDがあり，脂肪肝のほかに前者にはアルコール性肝線維症，アルコール性肝炎，肝硬変が含まれ，後者にはNASH，肝硬変が含まれる。

アルコール性肝障害発症の危険性の高いアルコール多飲に関して，大酒家（アルコール大量飲酒者）は「毎日日本酒換算5合飲酒しているもの」，常習飲酒家は「毎日日本酒換算3合飲酒しているもの」とそれぞれ定義されている[2]。エタノールが肝細胞で代謝される際に関与する補酵素（NADH/NAD，NAD/NADPH）の比率が変化する結果*，中性脂肪の合成が促進され，アルコール性脂肪肝を発症するとされる。

一方のNAFLDは，メタボリックシンドロームの肝病変として位置づけられており，背景に脂肪組織，肝臓，筋肉などの末梢組織におけるインスリン抵抗性があると考えられている。肥満，糖尿病，脂質異常症などが発症の危険因子として挙げられる。病理組織学的にはこの2つの疾患は基本的に類似の像を示すが，細部においては相違も認められる。

2．脂肪肝，アルコール性肝障害，NASHの病理組織像
1）脂肪肝

脂肪肝は，肝細胞の細胞質に脂肪が沈着することを基本とし，沈着した脂肪滴のサイズにより，細胞質を満たすほどの大きな脂肪滴のものを大滴性脂肪肝，小さな脂肪滴のものを小滴性脂肪肝とよぶ。この沈着する脂肪は中性脂肪である。どれくらいの肝細胞に脂肪沈着があれば脂肪肝とよぶかについて明確に決まった定義はないが，最近では全肝細胞の5％以上とする説が報告されている。少なくともびまん性に脂肪沈着していることが必須の条件であると思われ

---

*アルコール（エタノール）は，肝臓でアルコール脱水素酵素（ADH）によってアセドアルデヒドに代謝され，アセドアルデヒドはアルデヒド脱水素酵素（ALDH）によって酢酸に代謝される。ADHとALDHによるアルコール代謝においては補酵素 nicotinamide adenine dinucleotide（NAD^+）が使われ，アルコール代謝が亢進するとNAD^+（酸化型）が減少してNADH（還元型）が増加し，肝細胞内のNADH/NAD比が上昇する。

第3章 消化器疾患

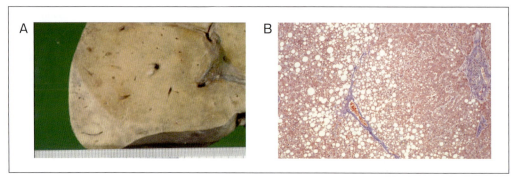

図3-5 脂肪肝
A：肉眼像。肝臓割面の黄色調が強い。肝臓左側部分はホルマリン固定後に新たに作った割面で，黄白色となっている。
B：組織像（弱拡大）。中央左寄りの中心静脈周囲に肝細胞の脂肪化がみられる（標本の作製過程で脂肪が溶出するため，白色球状の空隙となる）。

る。肝細胞の脂肪化が軽度のうちは肉眼的に大きな変化はないが，高度になれば肝臓は強い黄色調を呈し，ホルマリン中で浮くようになる（図3-5A）。組織学的に肝細胞の脂肪化は，肝小葉の中心域（中心静脈あるいはその末梢）から辺縁に向かって拡大するパターンである。したがって，中等度の脂肪肝では門脈域周辺の肝細胞は脂肪化を免れていることが多い（図3-5B）。アルコール性肝障害の脂肪肝（図3-6A）もNAFLDのそれ（図3-8A）も脂肪化のパターンに大差はないが，アルコール性肝障害には小滴性脂肪肝が出現することがある。なお，例えば薬物性肝障害のある例では，中心静脈周囲ではなく門脈周囲に脂肪化が起こることもある。

2）アルコール性肝障害

アルコール性肝炎は脂肪肝を背景に，肝細胞に水腫状変性[※1]ないし風船様変性[※2]，アルコール硝子体（マロリー体）とよばれる封入体（細胞質内に現れた異常な小体）出現などがみられると同時に，肝細胞周囲の線維化，好中球浸潤などを伴う肝障害である（図3-6B, C）。加えて，肝静脈周囲から線維化が徐々に進行し（アルコール性肝線維症，図3-6D），肝静脈系にも内皮炎が生じて内腔の狭窄を伴う静脈障害が起こる。飲酒を続ける限りこのような肝障害が進行する結果，正常肝小葉が徐々に改築されて結合組織で囲まれた再生結節からなる肝硬変に至る（図3-7）。アルコール性肝硬変は再生結節が1mm前後と小さいことが特徴で，細結節性肝硬変とよばれる。

3）NASH

アルコール性肝炎に対する非アルコール性の病態であるNASHにおいても脂肪肝が背景にあり，主に肝小葉中心域の肝細胞の水腫状変性や風船様変性に代表される肝細胞障害，軽度のリンパ球あるいは好中球浸潤，細胞周囲線維化がみられる（図3-8A〜C）。脂肪性肉芽腫（脂肪球を囲むように，主にマクロファージが集簇したもの）がみられることもある（図3-8D）。

[※1] 水腫状変性：細胞内に液体が貯留し，細胞質部分が淡明化し，細胞が腫大した状態
[※2] 風船様変性：細胞質が水腫状に丸く腫大し，細胞の大きさが通常の2〜3倍に大きくなったもの

① 脂肪肝

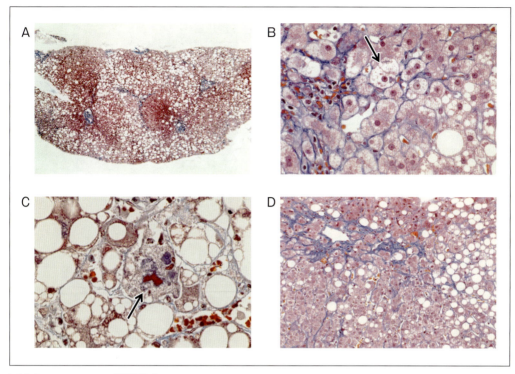

図3-6 アルコール性肝障害
A：アルコール性脂肪肝（弱拡大）。肝細胞の高度の脂肪化を示す。この症例では門脈周囲にかなり接近して脂肪化がみられる。
B：アルコール性肝炎。水腫性変性を示す細胞がみられる（矢印）。左側には好中球を含む軽度の炎症細胞浸潤がみられる。
C：アルコール性肝炎。アルコール硝子体（マロリー体，矢印）がみられる。
D：アルコール性肝線維症。中心静脈（の末梢枝）周囲にある肝細胞を取り囲むような線維化がみられる。

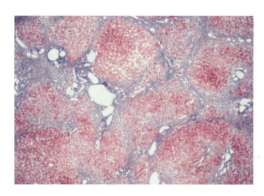

図3-7 アルコール性肝硬変
1mm前後の小さな再生結節からなる硬変肝である。

NASHでは，アルコール性肝障害にみられるような典型的なマロリー体が出現することは少ない。さらに，中心静脈を起点とする線維化は炎症を伴いながら隣接する肝小葉の同様病変と融合したり，あるいは門脈域を捲き込んだりしながら，肝小葉の改築を伴って進展し（図3-9），最終的に肝硬変に至る。この過程で肝細胞の脂肪化が消失していくのも特徴で，burn out NASHとよばれる。肝硬変に至ると，組織像のみではNASHに由来するものかどうかの判定が困難となる。

第3章　消化器疾患

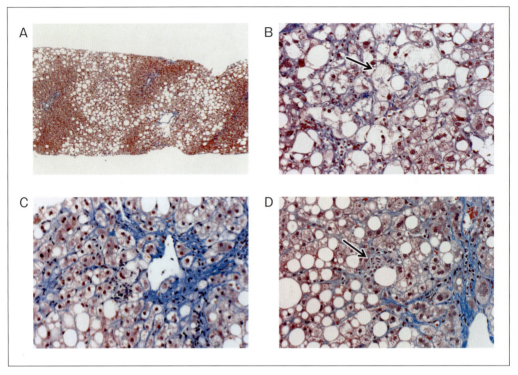

図3-8　NASH
A：弱拡大。門脈域周辺の肝細胞は脂肪化を免れている。
B：水腫状変性細胞が多発しており，一部に風船様変性がみられる（矢印）。
C：中心静脈周囲に線維化がみられる。軽度のリンパ球を主とする炎症性細胞浸潤を伴っている。
D：脂肪球を囲むようにマクロファージが浸潤しているのが脂肪性肉芽腫（矢印）である。

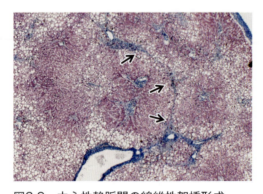

図3-9　中心性静脈間の線維性架橋形成
弱拡大。中心静脈周囲に線維化がみられ，隣接する肝小葉の同様病変との間に結合組織による線維性隔壁（架橋）を形成している（矢印）。

※図3-5～図3-9の組織像はマッソン・トリクローム染色（変法）

② 肝硬変

> **症例5** 54歳の男性。意識障害のため救急搬送された。以前からC型慢性肝炎と食道静脈瘤を指摘されていたが、ここ数年放置していた。

<受診時の腹部造影CT>

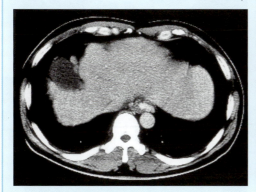
腹部食道の高さの断面

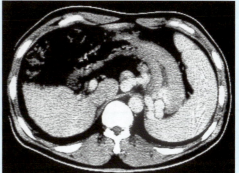
左図より4cm尾側の断面

肝硬変を学ぶ前に —C型肝炎の発症機序—

▶ C型肝炎は血液を介して感染する。感染源としては、過去には輸血や注射針などの医療器具を複数の患者に使用することで蔓延したが、現在ではこの感染経路は根絶されている。現在問題となっているのは、覚醒剤乱用、刺青、医療従事者の針刺し事故などである。C型肝炎ウイルスに感染しても多くの場合は不顕性感染となるが、高率（60〜80％）に慢性肝炎に移行する。ウイルスが肝細胞に感染して細胞内で一過性に増殖するが、ウイルス自体が肝細胞を破壊することはなく、宿主自身の細胞傷害性T細胞などの免疫細胞がウイルス感染肝細胞を異物と認識し、排除しようとして肝細胞を破壊する。この過程が長期にわたり持続することで、慢性肝炎から肝硬変、そして肝細胞がんへと進展していく。

▶ ウイルスを排除するための薬が開発され、現在では副作用の強いインターフェロンではなく、直接ウイルスの増殖を阻害する薬剤が使用されている。しかしながら、これらの新薬は単価が高いことが問題となっている。

解剖学のポイント

C型慢性肝炎から肝硬変に至った症例である。本症例では門脈圧亢進症による胃・食道静脈瘤の形成と、高アンモニア血症による意識障害の出現が認められた。1．CT所見、2．門脈、3．側副血行路について解説する。

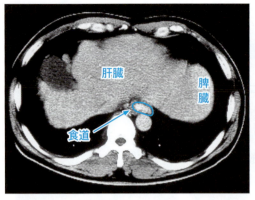
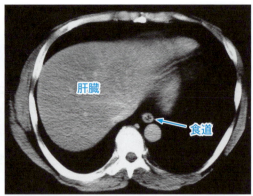

図3-10 腹部食道の高さの断面（右：正常像）

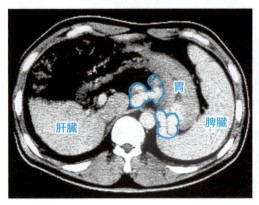
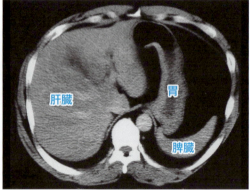

図3-11 図3-10より4cm尾側の断面（右：正常像）

1．CT所見
▶肝臓の変形と肝表面の不整を認め，肝硬変の所見を呈する。
▶腹部食道から胃の噴門部周囲に拡張した静脈を認める（図3-10，図3-11：実線で囲んだ領域）。
▶脾臓の腫大（脾腫）を認める。

2．門脈（図3-12）
　門脈は，主として3本の静脈（上腸間膜静脈・下腸間膜静脈・脾静脈）が合流してつくられる静脈幹で，腹部消化管や脾臓，膵臓，胆嚢からの静脈を集めて肝臓に注ぐ。消化管などで吸収されたさまざまな物質は門脈を介して肝臓へ運ばれ，全身に行き渡る前に肝臓で代謝される。

3．側副血行路（図3-13）
　血流の循環障害が起きた際，本来の流路を迂回するように別の血管が発達することがある。このような迂回路を側副血行路という。肝硬変では，門脈圧亢進症とよばれる病態が起こり，側副血行路が発達する。肝硬変における代表的な側副血行路は，食道下部で門脈血流が奇静脈に流入

② 肝硬変

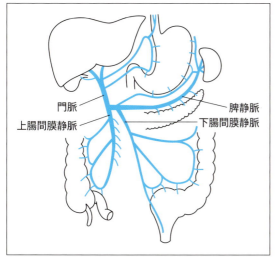

図3-12　門脈を構成する静脈

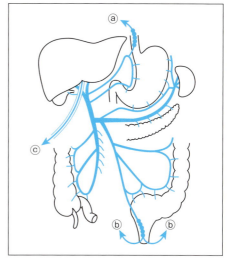

図3-13　門脈圧亢進症における側副血行路

する経路で，胃・食道静脈瘤を生じる（ⓐ）。この他に，直腸の下部で内腸骨静脈に流入する経路（ⓑ）や，臍と肝臓を結ぶ臍傍静脈を介して腹壁の皮下静脈に流入する経路（ⓒ）などがある。

また，門脈圧亢進症では肝臓で代謝されない血液が側副血行路を介して全身に渡ってしまうため，高アンモニア血症を発症することがある。

生理学のポイント

肝臓は非常に多様な機能を果たしている（→ p.40）。一方で独立した臓器でもあるため，それらの機能は互いに関連していることが多く，肝疾患が発症すると多くの機能を同時に失うことが起こり得る。肝硬変患者に特徴的な病態について生理学的に解説する。

≫ なぜ肝硬変患者で食事制限やラクツロース投与を検討する必要があるのか？

肝硬変で解毒・排泄機能が著しく低下している場合，アンモニアの無毒化ならびに排泄が非常に困難になる。通常，アンモニアは体内の尿素回路によって無毒化され，腎臓などにも尿素回路の一部は存在するが，回路すべてを完結できるのは肝臓のみである。肝臓でのアンモニアの無毒化が難しくなると，血中アンモニア濃度が上昇し，脳神経に障害をきたすことで意識障害や異常行動などの症状を呈する肝性脳症を引き起こす場合がある。すなわち，高アンモニア血症を発症した場合は，アンモニアの吸収抑制，排泄促進，産生減少を考慮する必要がある。アンモニア吸収抑制・産生減少を目的として，アンモニアの原料となる窒素を多く含む食品が制限される。また，分岐鎖アミノ酸＊を多く含む食事に変更される（アミノレバン⇒分岐鎖アミノ酸製剤も同

＊分岐鎖アミノ酸：アミノ酸には筋肉や脳で代謝される分岐鎖アミノ酸（バリン，ロイシン，イソロイシン）と肝臓で代謝される芳香族アミノ酸がある。分岐鎖アミノ酸は代謝されてアンモニアを解毒すると同時に肝臓のエネルギー源になりやすく，肝硬変ではアンモニア生成抑制のため，低蛋白食かつ窒素バランス維持を目的として分岐鎖アミノ酸を補給することが必要である。

様)。一方で，ラクツロースは非吸収性の炭水化物であり，イオン化アンモニアを吸着する性質がある。腸内細菌によって分解されることで腸管内pHを低下させてアンモニアをイオン化し，浸透圧性下痢を介した排便促進によってアンモニアの吸収抑制・排泄促進する作用をもっている。

≫ なぜ肝硬変患者で黄疸が起こるのか？

体内のビリルビンのほとんどは，組織でのヘモグロビン破壊によって産生されたものである。黄疸は血中ビリルビン増加により，ビリルビンの組織沈着を起こし，皮膚，粘膜，その他の組織が黄染する病態である。黄疸の原因は必ずしも肝機能障害だけではないが，肝機能障害があると，まず肝細胞内での直接ビリルビン（間接ビリルビンがグルクロン酸抱合することで水溶性が高まったもの）の移動および肝細胞外への排泄が障害されるため，直接ビリルビンの上昇が認められる。しかし，肝機能障害が進行した場合は間接ビリルビンの肝細胞内への取込みおよび抱合機能も低下するので，直接ビリルビン上昇と同時に間接ビリルビン上昇が認められる。

≫ なぜ肝硬変患者で腹水が溜まるのか？

腹水とは，腹腔内の体液が病的に増加した状態である。肝臓の血管内圧が高いと血流が障害され，肝臓および門脈毛細血管から腹腔内への水分の漏出，いわゆる腹水が生じる。

肝臓は主要な血漿蛋白質（アルブミン）を合成しており，肝硬変により蛋白合成能が低下することで血漿膠質浸透圧の主体であるアルブミンが減少すると，循環血液量を減少させ，浮腫の原因となる。肝硬変による腹水貯留の機序は図3-14の通りである。また，肝臓の機能としてホルモンの不活化も重要であり，肝硬変によりエストロゲンなどの血管拡張因子の不活化障害が起こり，血管抵抗の低下→動静脈シャントの開大→有効循環血液量の低下に結びつく。同様に肝硬変によるエストロゲンの不活化障害は，男性においては女性化乳房を引き起こす。

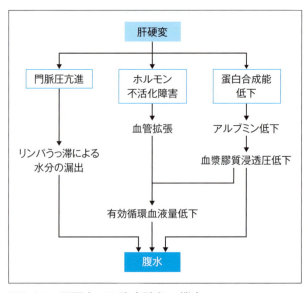

図3-14　肝硬変での腹水貯留の機序

② 肝硬変

≫ なぜ肝硬変患者で出血傾向になるのか？

肝硬変では汎血球減少が起こるが，最初に一次止血に働く血小板が減少することが多い。原因として，血小板前駆細胞である巨核球の成熟の減弱が考えられる。巨核球の成熟促進にはトロンボポエチンが必要であり，トロンボポエチンは肝臓と腎臓で産生される。肝機能障害ではトロンボポエチン産生が減少するため，血小板産生が減弱し，血小板減少につながると考えられる。一方で，肝臓が合成するフィブリノゲンなどの凝固因子も肝機能障害によって減少するため，出血傾向が強くなると考えられる。

病理学のポイント

肝硬変は病理形態学的には，肝臓全体が再生結節に置換された状態と定義される。原因はウイルス，寄生虫，アルコール，脂肪肝，銅代謝異常など多数あるが，本項では主にウイルス性肝炎に起因するものを中心に記述する。

症例5のC型慢性肝炎のように，肝組織に長期にわたって障害が加わった場合，最終的には結合組織で囲まれた肝細胞の結節性の集塊が形成されるに至る。これが再生結節である（図3-15A，B）。結節の大きさは直径およそ1〜10mm位で，疾患により平均の大きさにある程

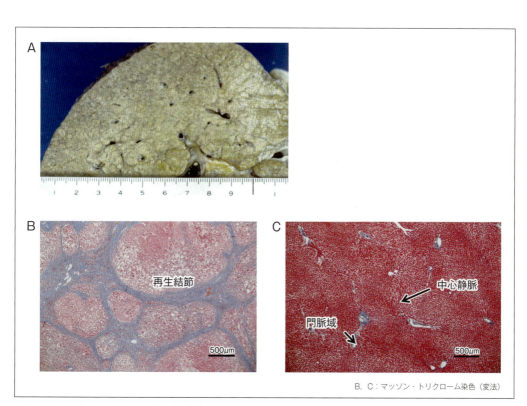

図3-15　肝硬変（Cは正常組織像）
A：肝硬変肉眼像。肝臓全体に再生結節が形成されている。
B：肝硬変組織像。帯状の結合組織に囲まれた結節性の肝細胞の球状のかたまりが再生結節である。
C：肝臓の正常組織。門脈域，中心静脈がそれぞれ独立に分布しており，中央には肝小葉が六角形に近い形で認められる。

度の違いがみられる．例えば，アルコール性肝硬変は1mm前後の細結節性であり，C型肝炎によるものは4～6mm程度の結節が中心となる．この結節のために肝臓の表面は強い凹凸不整を示すことになり，症例によっては全体の強い萎縮を示す．肝硬変は慢性炎症による肝障害の終末像であり，ここに至るまでには連続的な過程がみられる．慢性肝炎は，門脈域の炎症（リンパ球の浸潤が主体）およびそれに伴う線維性拡大と肝小葉内の肝細胞壊死を伴う炎症を主体とする病変である（図3-16A）．病変が進むにつれて門脈域と門脈域，あるいは門脈域と中心静脈域が結合組織でつながる（線維性架橋，図3-16B）．さらに，その線維性架橋が増加して複雑化し，肝実質を分断する帯状の線維化が肝組織全体に発達してくると肝線維症といわれる肝硬変の前段階に入る（図3-16C）．そして再生結節からなる肝硬変というエンドポイントに至ることになる（図3-16D）．発症から肝硬変までの期間は炎症の強さなどに依存するが，C型肝炎では一般的に20～30年かかるといわれており，B型肝炎ではC型肝炎より一般的に5～10年短い．

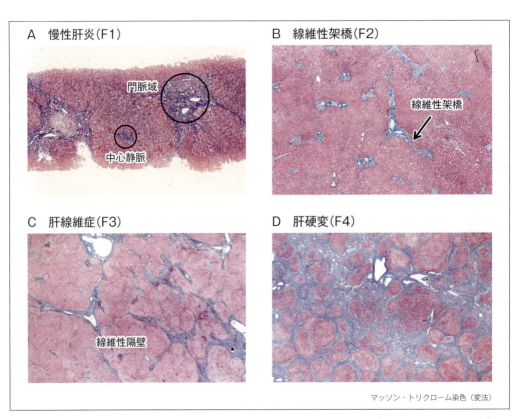

図3-16 慢性肝炎から肝硬変への進展［新犬山分類によるstaging（F1，F2，F3，F4）］

A：慢性肝炎．門脈域のリンパ球浸潤と線維性拡大（F1）．
B：門脈域と門脈域，あるいは門脈域と中心静脈が結合組織によってつながっている（線維性架橋：F2）．
C：線維性架橋が進展して，肝実質を広範囲にわたって分断している（肝繊維症：F3）．
D：肝硬変（F4）

（文献3より改変引用）

② 肝硬変

　再生結節は偽小葉とも称されるが，これは前記の肝硬変に至る過程が正常の肝小葉が壊されて小葉に代わる新たな肝細胞のまとまり（偽の小葉）が形成されていく過程であることを表している。肝小葉は肝細胞の配列した肝臓の構造単位（径1mm前後）で，平面的には六角形の各頂点に門脈域（門脈，動脈，胆管を備える）が，中央に肝静脈（中心静脈）が位置する（図3-15C，図3-17）。肝小葉は，肝細胞に門脈血を与える末梢の細い門脈枝を骨組みとして成り立っている。慢性炎症※による障害は肝細胞壊死を引き起こす一方，門脈枝をも障害し，門脈枝は徐々に細くなったり，途絶あるいは消失したりする。肝細胞壊死は血中トランスアミラーゼの上昇として捉えられる。トランスアミラーゼ（AST，ALT）は肝細胞に多く存在し，肝臓が障害された時に血中に逸脱するためである。これらの変化が肝臓の至る所で起こった結果，正常の肝小葉は壊れ，偽小葉（再生結節）が形成される。肝臓としての機能も徐々に衰退し，低蛋白血症，凝固因子産生障害などが現れる（肝機能障害）。また門脈枝の障害は門脈血流に抵抗を与え（門脈圧亢進症），血液は肝内を流れにくくなり，心臓への迂回路（側副血行路）が発達することになる。側副血行路は，食道静脈瘤（図3-18），痔核（直腸静脈），メデューサの頭（腹壁静脈）の原因である。さらに，門脈圧亢進症により，門脈の分枝の一つである脾静脈圧を上昇させることで脾臓にも慢性うっ血による腫大（脾腫，図3-19）がもたらされるが，時に500gを超えることもある（巨脾性肝硬変）。肝硬変において肝機能低下の指標の一つとして用いられている血小板数の減少の原因は2つあり，その1つは生理の項で記されているトロンボポエチン産生減少によるものであり，もう1つは脾腫による脾臓での血小板の抑留と破壊の増加（脾機能亢進）のためである。

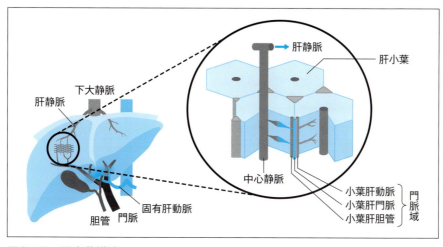

図3-17　肝小葉構造

※炎症過程は化学的伝達物質の関与により進行するといわれている。病理組織学的に，慢性炎症はリンパ球やマクロファージの浸潤，血管の増生，線維化などによって特徴づけられる。一方，急性炎症は血管の拡張，血管の透過性の亢進による浮腫，好中球浸潤などが主な像である。なお，急性のウイルス性疾患では浸潤細胞はリンパ球が主体となる。

第3章　消化器疾患

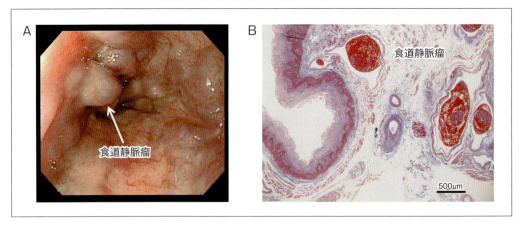

図3-18　食道静脈瘤
A：内視鏡像。左側の壁から突出しているのが食道静脈瘤。
B：組織像。重層扁平上皮下に強く拡張した静脈がみられる。

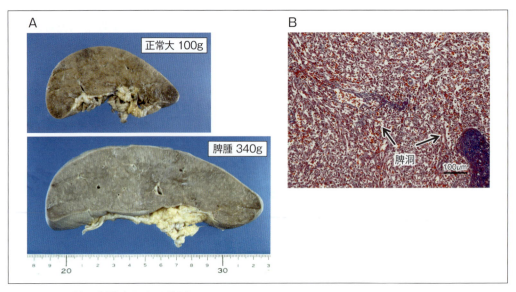

図3-19　門脈圧亢進症による脾腫
A：上は重量100gの正常脾，下は重量340gの脾腫。
B：組織像。血液を溜める小さな脾洞が著しく増加。

③ 胃潰瘍

症例 6　57歳の女性。心窩部痛を主訴に来院した。

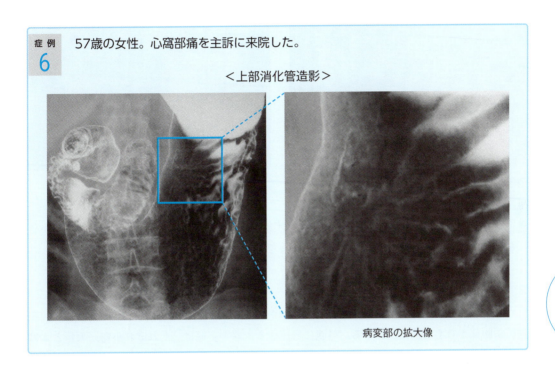

＜上部消化管造影＞

病変部の拡大像

胃潰瘍を学ぶ前に —逆流性食道炎—

▶ 胃液はpH 1の強酸性ともなり，この強い酸が食道に逆流すれば食道粘膜は腐食される。正常な状態では胃食道逆流防止機構が働いており，食道下部の平滑筋が緊張することで食道下部の内圧が胃よりも高く保たれている（高圧帯）。さらに，食道裂孔周囲の横隔膜の筋が食道を周囲から取り巻いていることに加え，食道胃接合部のヒス角も逆流を防止する役目をもち，胃の内容物が食道に逆流することを防いでいる。この逆流防止機構が弱まると，強酸性の胃液が食道に逆流して食道粘膜を腐食してしまう（逆流性食道炎）。

▶ 逆流性食道炎の典型的な症状は胸やけ（heart-burn）である。本症は健診受診者の約20％に認められ，患者の50〜90％に食道裂孔ヘルニアを認める。

解剖学のポイント

　当初は早期胃がん（Ⅱc：表面陥凹型）が疑われたが，精査の結果，胃潰瘍と診断された症例である。1．上部消化管造影の所見，2．胃の解剖について解説する。

1．上部消化管造影の所見

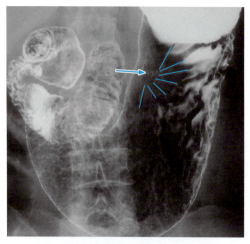
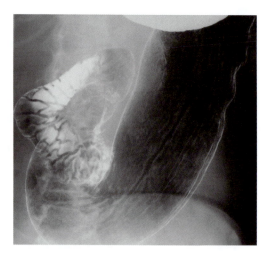

図3-20　上部消化管造影（右：正常像）

▶ 胃体下部に粘膜集中像を認める（図3-20：実線）。集中した粘膜の中心部にバリウムの小さな貯まりを認め（図3-20：矢印），陥凹性病変の存在を示唆する。

2．胃の解剖（図3-21，図3-22）

　胃は，食道から続く噴門と，十二指腸につながる幽門の間にある鈎状・嚢状の消化管で，左側の季肋部から心窩部に位置する。弓状に弯曲する上縁と下縁は，それぞれ小弯，大弯とよばれる。小弯は下1/3部で強く屈曲し，胃角とよばれる切れ込みを形成する。

　胃は上端から順に穹窿部・胃体上部・胃体下部・胃角部・前庭部に区分される。穹窿部は，噴門の後上方に位置する区域で，胃の内腔のうち，仰臥位で最も低位にあることから胃底部ともよばれる。噴門から下方への続きである胃体上部は前下方に向かって走行し，胃体下部から胃角部で前腹壁直下に位置するようになる。続く前庭部は後方に向かい，幽門で十二指腸に連なる。

生理学のポイント

1．胃の主要な機能
1）消化器系機能

　消化器系の主な機能は食物を消化して吸収することである。蛋白質は胃で分泌される胃酸および酵素のペプシンによって消化される。

　胃は鈎状・嚢状の形態的特徴をもち，糜粥（胃の消化作用により粥状になった食物）の混合や貯留といった機能をもつ。約1.5Lの食物を収容でき，食物は胃内でおよそ2～3時間ほど貯留され，少しずつ十二指腸へ送られる。胃の主要な運動機能は，①受入弛緩による収容，②胃の収縮による混和，③胃内容の排出の3つである。

③ 胃潰瘍

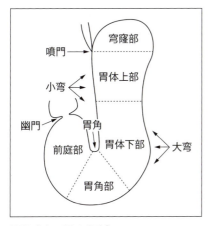

図3-21　胃の区域

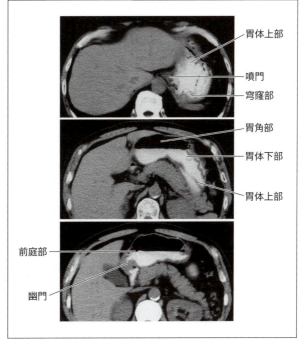

図3-22　胃の各区域の位置（経口造影剤投与後の腹部CT）

2）胃酸分泌の必要性

　胃酸はpH1～2の塩酸（強酸性）で，胃内を一定以上の酸性に保って食物の消化を行う。強酸性で殺菌作用を有し，食物とともに体内に取り込まれた菌の殺菌を行う。例えば，胃酸はコレラ菌に対して殺菌的に働くとされており，胃を切除している人や胃酸分泌が低下している高齢者ではコレラの発病や重症化が多いとされる。

3）ビタミンの吸収

　胃の壁細胞からは内因子という糖蛋白が分泌され，ビタミンB_{12}と結合することで回腸でのビタミン吸収にかかわる。内因子の分泌低下が起こるとビタミンB_{12}が吸収されず，悪性貧血や神経障害が引き起こされる。

2．胃潰瘍

　胃潰瘍の疾患概念は，胃酸などにより胃の粘膜に潰瘍を生じたものであり，非ステロイド性抗炎症薬（non-steroidal anti-inflammatory drugs：NSAIDs）とHelicobacter pylori（*H.pylori*：ピロリ菌）感染が2大原因である。

　胃液の消化作用による胃・十二指腸を中心とした消化管潰瘍は消化性潰瘍とよばれる。消化性潰瘍は，粘液に代表される防御因子とピロリ菌，胃酸，ペプシンなどの攻撃因子のバランスの崩れによって生じる。さらに，攻撃因子の調節には神経・血管因子などが複雑に関与しており，潰瘍発生機序にはまだまだ不明な点が多い。一般に，胃潰瘍は防御因子の低下，十二指腸潰瘍は攻撃因子の過剰が原因と考えられている。

　胃潰瘍の好発年齢は40～50歳台で，男女比は2～3：1と男性に多い。

第3章　消化器疾患

》なぜ健常人では胃粘膜が胃酸で傷害されないのか？

　胃酸がpH 1～2の強酸性であるにもかかわらず，それに接している胃粘膜表面が消化されない理由は以下の通りである。

①胃の表層粘液細胞は粘液と重炭酸イオン（HCO_3^-）を分泌し，胃粘膜表面にゲル状の層を形成する。この層で胃酸はHCO_3^-によって中和され，胃粘膜表面ではpH 6～7程度になる。

②表層粘液細胞は2～3日周期で表層から絶えず脱落し，深部の新しい腺細胞が分化しながら移動して置換される。

　①②を防御因子といい，防御因子の機能が低下すると潰瘍が引き起こされる。例えば，粘液分泌低下が起こればゲル状の層が形成されず，胃粘膜表面のpHが低下し，潰瘍発生が惹起される。また，粘膜の血行障害や放射線障害により，深部細胞の増殖，分化，移行のターンオーバーが遅延すると，傷害部位の表層粘液細胞が置換されず，潰瘍を誘発することになる。

　さらに，NSAIDsを服用している時には注意が必要である。NSAIDsは炎症を引き起こすプロスタグランジン合成酵素のシクロオキシゲナーゼ（COX）を阻害する。内因性プロスタグランジンであるプロスタグランジンE_2（PGE_2）には，酸分泌を抑制する働きと，粘液とHCO_3^-を分泌促進して粘膜を保護する働きがある。つまり，NSAIDsによって攻撃因子が促進され，防御因子が抑制されてしまうのである。

》なぜピロリ菌が胃酸で滅菌されないのか？

　ピロリ菌が胃酸の中でも生存できるのは，高いウレアーゼ活性をもっているためである。ピロリ菌はウレアーゼ（尿素分解酵素）を分泌することで，尿素を基質として二酸化炭素とアンモニア（NH_3）を産生することができる。アルカリ性のアンモニアは胃酸を中和するので，ピロリ菌が生存可能になる。一方でアンモニアは胃粘膜を傷害する作用ももつので，ピロリ菌は胃潰瘍の原因の一つであると考えられている。そのため，採血でピロリ菌保有が確認された場合は，胃潰瘍発症予防のためにピロリ菌の除菌治療が積極的に行われる。

▥▶ 病理学のポイント

1．潰瘍発生機序

　病理学総論的に，炎症性あるいは壊死性組織の脱落により，臓器や組織表面が局所的に欠損して陥凹した病変を潰瘍という。胃では胃角部を中心に発生するが，この部位は幽門腺と胃底腺の境界部の幽門側で，両方の胃腺の分泌物が混じる，いわゆる中間帯に相当する（図3-23）。中間帯は加齢に伴う慢性胃炎の拡大とともに上昇するため，潰瘍の好発部位も胃の上部に移っていく。したがって，慢性胃炎が広範囲に及ぶと胃上部に潰瘍が発生する。このように，潰瘍が発生するのは慢性胃炎の及んだ部位であり，慢性胃炎を認めない正常の胃底腺粘膜に潰瘍が発生する頻度は低い。

2．胃潰瘍の病理組織像

　肉眼的に胃潰瘍は直径1～3cm程度で，多くは円形～楕円形の周囲と境界明瞭な粘膜壁欠損として認められる。ただし，潰瘍はその近傍での再発・再燃をきたしやすく，その結果，潰瘍の形は不整になることもある。時に線状潰瘍も認められ，著明な小弯短縮をきたす場合がある。急

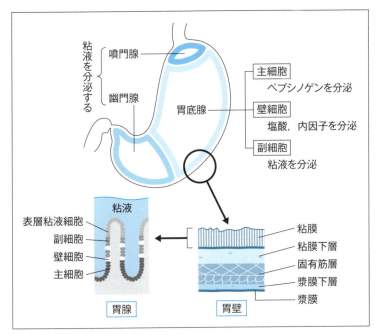

図3-23　胃壁および胃腺の組織構築

性胃潰瘍の中には，肉眼的に深い潰瘍を形成し，粘膜下層の急性浮腫によって周囲粘膜が膨隆することもある。発生して間もない急性胃潰瘍では粘膜ひだの集中はなく，周囲粘膜には発赤が目立つ。慢性胃潰瘍は粘膜下層以下の線維化をきたすため，潰瘍に向かって周囲から粘膜ひだの集中を認める（図3-24A）。わが国では欠損の深さにより潰瘍（ulcer：UL）をI～IV度に分類する方法が普及している（図3-25）。UL-Iは粘膜のみの欠損（びらん）で，UL-IIは粘膜筋板の欠損，UL-IIIは固有筋層の一部までの欠損，UL-IVは固有筋層を貫く胃壁全層の欠損である。

　組織学的に潰瘍では各層の欠損と，潰瘍底（陥凹の底部）の表層から深層にかけて滲出層（線維素，好中球などからなる），壊死層（好酸性の壊死物よりなる薄い層）および肉芽層（種々の密度の毛細血管，幼若な線維芽細胞およびリンパ球主体の炎症細胞よりなる）を認める。時間の経過とともに粘膜下層に線維化が出現し，潰瘍辺縁から潰瘍の組織欠損部に向かって再生上皮（再度増殖した上皮細胞）が伸びてくる。治癒が進むと再生上皮が乳頭状ないし房状となり，潰瘍表面を覆い，粘膜下層では肉芽組織が線維化で置換されてくる（図3-24B～D）。さらに時間が経過すると再生上皮が完成し，潰瘍瘢痕となる。その後は胃壁内の線維化は徐々に消失し，それとともに線維筋増生をきたす。

　胃潰瘍の主な合併症は，出血，腹膜炎を伴う穿孔および狭窄である。出血の多くは潜在性出血で，症状のない潰瘍では出血による鉄欠乏性貧血が認められる。活動性胃潰瘍からの大量出血は，本症による死因の一つとなる。穿孔は本症による死因の多くを占めており，胃および十二指腸の前壁は周囲組織により防御されていないため，この部位の潰瘍は穿孔を起こしやすく，汎発性腹膜炎（腹膜全体に及ぶ炎症）と気腹症（腹腔内への空気の漏出）をもたらす。狭窄は潰瘍に伴う浮腫，瘢痕化に起因し，幽門狭窄を合併する頻度が高い。その他，現在では慢性萎縮性胃炎や胃腺腫の一部とは異なり，胃潰瘍は前がん病変とはみなされていない。

第3章　消化器疾患

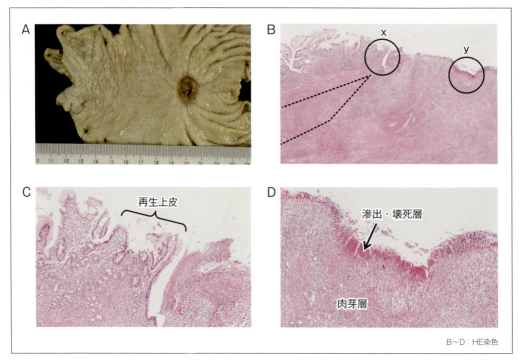

図3-24　胃潰瘍
A：肉眼像。慢性胃潰瘍の手術検体であり，潰瘍に向かって粘膜ひだが集中している。
B：組織像（×10）。固有筋層（破線で囲まれた部分）が断裂しており，UL-Ⅳと分類される。
C：Bのxの拡大（×100）。潰瘍辺縁部では再生上皮を認める。
D：Bのyの拡大（×100）。潰瘍底では表面から深部に向かい，滲出層，壊死層および肉芽層を認める。

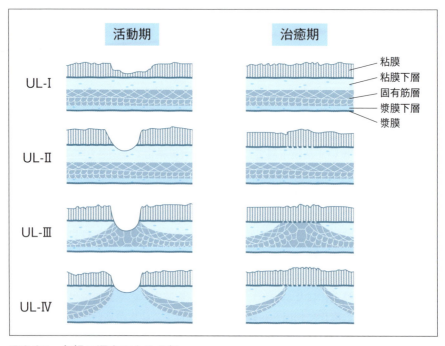

図3-25　欠損の深さによる分類

④ 急性膵炎

症例7　29歳の男性。20歳よりアルコールを多飲している。夕食後の飲酒中，徐々に悪化する心窩部痛と背部痛を自覚し，耐え難い痛みとなったため救急車を要請した。

＜来院時の腹部単純CT＞

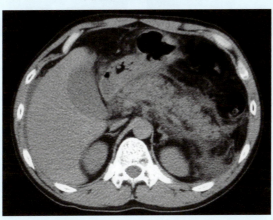

急性膵炎を学ぶ前に —炭水化物，蛋白質，脂質の消化吸収—

▶ 炭水化物（多糖類）は，唾液や膵液に含まれるα-アミラーゼによって糖鎖を切られ，消化管内で二糖類にまで分解される。二糖類は小腸上皮細胞の管腔側の細胞膜（刷子縁）にある二糖類分解酵素によって単糖類（グルコース，ガラクトース，フルクトースなど）にまで分解され（膜消化），小腸上皮細胞内に吸収される。

▶ 蛋白質はアミノ酸が多数結合したもので，その消化吸収機序は炭水化物によく似ている。胃液に含まれるペプシンや膵液のトリプシン，キモトリプシンなどの蛋白分解酵素によって，管腔内でジペプチド（アミノ酸が2つ結合したもの）やトリペプチド（アミノ酸が3つ結合したもの）に分解され，さらに小腸の刷子縁でアミノペプチダーゼにより1つのアミノ酸にまで分解されたのち，小腸吸収上皮細胞内に吸収される。

▶ 脂肪は，膵液に含まれるリパーゼによって管腔内で脂肪酸とモノグリセリドに分解されなければならないが，リパーゼは酵素であるため水溶液中でしか作用しない。しかし，脂質は水に溶けないため，胆汁酸による乳化（脂質を水に溶ける状態にする）が必要となる。このため，脂質の分解と吸収には胆汁の存在が必須である。

解剖学のポイント

急性膵炎の症例である。1．CTの所見，2．膵臓の解剖について解説する。

第3章　消化器疾患

1．CTの所見

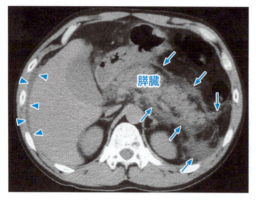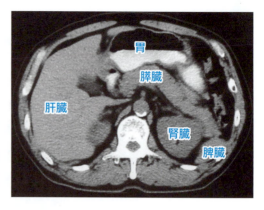

図3-26　腹部単純CT（右：正常像）

▶膵臓の腫大と膵臓周囲の筋膜の肥厚を認める（図3-26：矢印）。
　右横隔膜下腔に腹水を認める（図3-26：矢頭）。

2．膵臓の解剖（図3-27）

　膵臓は第1～2腰椎の高さに位置する横長の後腹膜臓器で，右側から左側に向かって膵頭・膵体・膵尾の3区域に分けられる。膵臓は消化液を分泌する外分泌腺と，ホルモンを分泌する内分泌腺からなる。

　膵臓から分泌される消化液は膵液とよばれ，その導管には主膵管と副膵管の2本がある。主膵管は膵尾に始まり，膵内の多数の導管を集めながら膵頭に至り，総胆管と合流して十二指腸下行脚の後内側壁にある大十二指腸乳頭（ファーター乳頭）に開口する。副膵管は主膵管から分かれて，大十二指腸乳頭の2～3cm上方にある小十二指腸乳頭に開口するが，未発達なこともある。

　膵臓の組織内にはランゲルハンス島とよばれる内分泌機能をもった細胞群が散在し，インスリン，グルカゴン，ソマトスタチンの3種類のホルモンを産生している。

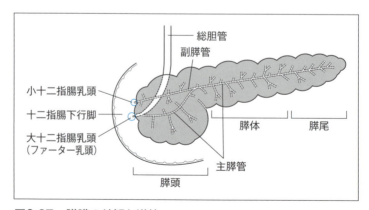

図3-27　膵臓の外観と導管

④ 急性膵炎

生理学のポイント

1．急性膵炎の病態

　急性膵炎とは，何らかの原因（表3-2）により膵酵素が膵内で活性化され，膵組織を自己消化する病態である。正常であれば膵酵素は十二指腸内に分泌されてはじめて活性化されるが，これらの酵素が膵内で活性化した場合に自己の組織が消化・破壊されてしまう。このような酵素による自己組織破壊の病態を膵炎という。現在，ケンブリッジ分類（1983年）やマルセイユ分類（1984年）に従い，急性膵炎および慢性膵炎の2つの病型に分けることが一般的である。

　急性膵炎は急性腹症の代表的疾患の一つである。男女比は約2.2：1で，男性では50歳台に，女性では70歳台に発症のピークがある。急性膵炎の多くはアルコールの過剰摂取と胆石によって引き起こされる。胆石による胆管や膵管の閉塞，アルコールによるファーター乳頭周辺のOddi括約筋の攣縮などが引き金となって膵管内圧が上昇し，胆汁の膵内逆流が起こることにより膵液に含まれる酵素が活性化すると考えられている。急性膵炎では，消化酵素の一種であるアミラーゼが血液中に増えるため，血清アミラーゼの値が診断において重要な指標になる。

　急性膵炎発作では，持続性の上腹部穿刺痛が発生し，疼痛には大量のオピオイド投与を必要とするほど重度である。初発症状のほとんどは上腹部痛である。疼痛は約50％の患者で背部に放散し，稀に下腹部で疼痛が最初に感じられる。胆石性膵炎では疼痛は通常突然に発生するが，アルコール性膵炎では数日間かけて徐々に現れる。通常，疼痛は数日間持続し，座位および前傾姿勢で軽減し得るが，咳嗽，活発な動作，深呼吸で強まることがある。悪心および嘔吐がよくみられる。

　病状は急速に悪化し，発汗がみられ，脈拍数は通常100～140拍／分である。呼吸は浅く，速い。血圧は一過性の上昇または低下を認め，有意な起立性低血圧を伴う。体温は数時間以内に38℃以上まで上昇し得る。意識は半昏睡まで鈍化することがある。

　約20％の患者で，胃拡張または膵臓の炎症性腫瘤による胃変位に起因する上腹部膨隆が認められる。膵管断裂によって腹水（膵性腹水）を生じることがある。著明な腹部圧痛がみられ，その大半は上腹部に生じる。通常，便潜血陰性である。稀に重度の腹膜刺激の結果として，腹部は板状硬を呈する。腸音の減弱を認めることがある。

表3-2　急性膵炎の原因と症状

原因	①アルコール：最も頻度が高く（約35％），男性に多い。 ②胆石症：胆石が膵液の出口であるファーター乳頭を塞ぐ。女性に多い。 ③医原性：内視鏡による膵乳頭部処置の影響 ④膵損傷 ⑤慢性膵炎急性増悪 ⑥膵・胆道奇形 ⑦特発性（原因が特定できない）
症状	悪心・嘔吐，発熱，頻脈，血圧低下，腹部膨満感など

第3章

第3章　消化器疾患

》》膵液について

　ヒトは1日に約1Lの膵液を分泌する。膵液には多種の消化酵素が含まれており，三大栄養素を分解する酵素がすべて含まれる。また，高濃度の重炭酸イオンを含むアルカリ性であることが特徴である。弱アルカリ性溶液であるため，胃から送られてきた酸性（pH 2）の内容物を中和することができる。なお，膵酵素の至適pHは6以上とされ，この中和作用は膵酵素の活性維持の上でも重要である。

　膵液の電解質組成は，陽イオンがナトリウムイオンとカリウムイオン，陰イオンが重炭酸イオンと塩化物イオンである。アルカリ性の膵電解質液の生理機能は，胃から輸送された十二指腸内容物を中和して，①小腸粘膜が胃酸とペプシンによって腐食されるのを防ぎ，②膵酵素の活性を高めることに役立っている。

　膵液の酵素組成であるが，以下のように多種にわたる。

①炭水化物分解酵素（*α*-アミラーゼ）

　でんぷんやグリコーゲンなどの多糖類を，マルトースやラクトースなどの二糖類に分解する。二糖類は小腸上皮の刷子縁膜にある酵素によって単糖に消化されて吸収される（膜消化）。

②蛋白質分解酵素

　（トリプシン，キモトリプシン，エラスターゼ，カルボキシペプチダーゼAとBの5種類）これらはいずれもペプチド結合を切断して，単離アミノ酸や小ペプチドを生成する。単離アミノ酸はそのまま吸収され，ペプチドは刷子縁膜（小腸吸収上皮細胞の管腔側にある微絨毛の部分）にあるペプチダーゼで分解されて吸収される。

③脂質分解酵素（膵リパーゼ，ホスホリパーゼA2，コレステロールエステラーゼ）

　膵リパーゼは中性脂肪を脂肪酸とグリセロールに分解する。

2．膵酵素の活性化による障害

　病因にかかわらず，膵酵素（トリプシン，ホスホリパーゼA2，エラスターゼなど）の活性化が分泌腺内でもたらされ，活性化された膵酵素が組織を損傷し，炎症・浮腫，時に壊死を引き起こす。軽症膵炎では炎症が膵臓に限局し，死亡率は2％未満である。重症膵炎では，腺の壊死および出血と全身性炎症反応を伴う有意な炎症が認められ，死亡率が10％にもなる。膵臓の壊死組織は5〜7日後に腸内細菌による感染症を起こすことがある。

　活性化酵素およびサイトカインが体循環に入った場合には，全身性炎症反応を惹起し，急性呼吸窮迫症候群と腎不全をもたらす可能性がある。全身作用は主に毛細血管透過性亢進および血管緊張低下の結果であり，これらは放出されたサイトカインおよびケモカインによって引き起こされる。ホスホリパーゼA2は肺胞膜を損傷すると考えられる。

　大部分は軽症〜中等症で，予後は良好である。早期死亡原因は循環不全，腎不全，呼吸不全があり，後期死亡原因は重症感染症（敗血症）が挙げられる。10％程度の頻度で慢性膵炎に移行することもある。

64

④ 急性膵炎

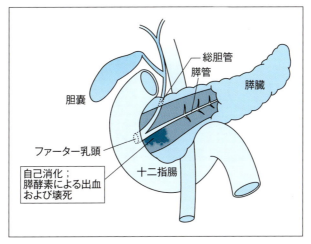

図3-28　急性膵炎の肉眼像のイメージ図

病理学のポイント

1．急性膵炎の形態学的分類と病理組織像

　形態学的に急性膵炎は，浮腫性（間質性），出血性および壊死性の3つの基本型に分けられる．急性浮腫性膵炎は治りやすく，急性出血性膵炎および急性壊死性膵炎の前駆状態と理解される．急性出血性膵炎および急性壊死性膵炎は，それぞれ単独でみられるよりも合併して急性出血性壊死性膵炎として認められることが多い（図3-28）．

　急性浮腫性膵炎では，肉眼的に膵臓は全体に蒼白で腫大し，硬度を増している．組織学的には急性滲出性炎の形態を示し，著明な間質浮腫や毛細血管の拡張を認める．また，間質に軽度の炎症性細胞浸潤を伴うこともある．

　急性出血性膵炎は，出血性膵炎を主体とする急性膵炎であり，肉眼的に膵出血の像を示す．重症例では出血巣が膵全体に広がり，さらには後腹膜腔，腸間膜や大網に及び，上腹部を占める血塊として認められることもある（膵卒中）．通常，血性腹水を伴う．

　急性壊死性膵炎では，肉眼的に不規則な灰白色あるいは黄白色を呈する斑点状の壊死性病変が，膵表面や周囲脂肪組織に認められる．重症例では膵臓のみならず，後腹膜腔，腸間膜，大網，さらには腹腔内臓器全体に拡がって認められる．これらの脂肪壊死は膵液による自己消化に起因するものである．脂肪壊死巣は，主に膵小葉間や周囲の脂肪組織を中心に存在し，他臓器にまで波及することもある．脂肪壊死に加えて，好中球や組織球などの炎症性細胞浸潤や腺房細胞の凝固壊死も認められ，これらの所見は大概，壊死部と健常部の境界に存在する（図3-29）．また，微小血栓による循環障害もしばしば認められる．

2．重症急性膵炎

　前述のごとく，膵実質の壊死性病変と出血性病変を伴う広範な急性出血性壊死性膵炎は，重症急性膵炎の経過をとる．また膵仮性囊胞（壊死性病変の脱落後にできた膵液を入れた囊胞）の合併や出血性腹水の併発も多く認められる．膵仮性囊胞は，交通事故などの外傷性急性膵炎

第3章 消化器疾患

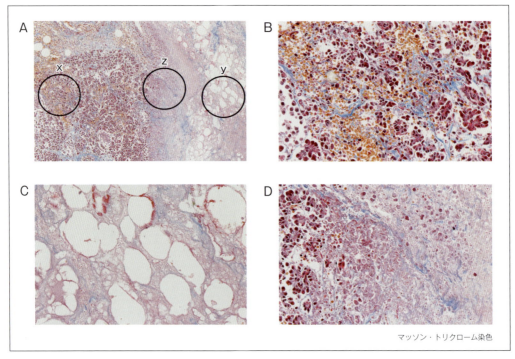

マッソン・トリクローム染色

図3-29 急性膵炎の組織像
A：弱拡大（×40）
B：Aのxの拡大（×200）。膵間質に著明な出血を認める。赤血球は橙色に染まっている。
C：Aのyの拡大（×200）。脂肪壊死を認める。空胞状にみえているのが壊死に陥った脂肪細胞である。
D：Aのzの拡大（×200）。膵実質で腺房細胞の変性および壊死が右半分に認められる。

や慢性膵炎にも合併する。一般に急性膵炎に併発する仮性嚢胞は，慢性膵炎に併発するものに比べて大型である。また仮性嚢胞は感染症を合併しやすく，膵や腹腔内に化膿性病変を形成し，さらには敗血症の原因病巣にもなり得る。

　臨床的に急性膵炎は重症，中等症，軽症に分類される。重症例では，血中に逸脱した活性化膵酵素や炎症性サイトカインによって遠隔の重要臓器が障害されるため，予後が非常に不良となる。急性膵炎に連続して起こる早期合併症のショック，腎不全，呼吸不全（急性呼吸促迫症候群：ARDS），播種性血管内凝固症候群（DIC）さらに多臓器不全（MOF）が患者の予後を不良にする。また，その後に敗血症などの感染症を併発することも多い。画像診断上，急性膵炎はしばしば嚢胞性病変を形成し，膵嚢胞性腫瘍との鑑別を要する場合がある。一般に急性膵炎に合併する嚢胞性病変は，腫瘍性病変や慢性膵炎に合併するものに比べて大型であり，長径が10cmを超えることも少なくない。

文献

1) Holland WL, Bikman BT, Wang LP, et al. Lipid-induced insulin resistance mediated by the proinflammatory receptor TLR4 requires saturated fatty acid-induced ceramide biosynthesis in mice. J Clin Invest. 2011；121：1858-70.
2) アルコール性肝硬変・肝癌の病態と成因に関する総合的（疫学から分子生物まで）研究．「平成2年-4年度 文部省科学研究費補助金総合研究（A）研究成果報告書」，1993
3) 羽野　寛．病理形態学から見た肝硬変の形態学的病院論 formal pathogenesisの話．病理技術．2016；79：32-3.

第4章

泌尿器疾患

① 腎性骨異栄養症

第4章　泌尿器疾患

① 腎性骨異栄養症

> **症例 8**　49歳の女性。慢性腎不全のため20年前より血液透析を受けている。今回施行されたbone survey（全身の骨単純エックス線撮影）において，特に所見が顕著であった頭蓋骨と腰椎の写真を呈示する。

＜現在の単純エックス線写真＞

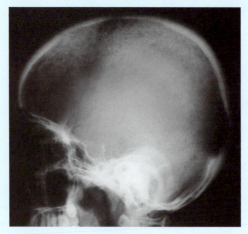
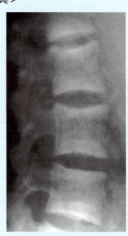

頭部側面像　　　　　　　　　腰椎側面像

腎性骨異栄養症を学ぶ前に —腎臓と骨とカルシウム—

▶ カルシウムは50 kgの成人で約1 kgが体内に貯蔵されており，その99％が骨や歯に存在している。カルシウムイオン（Ca^{2+}）は細胞内情報伝達因子として作用し，細胞外液のCa^{2+}は神経伝達や筋収縮において重要な役割をもつ。そのため，血中Ca^{2+}濃度はカルシウム調節ホルモン（副甲状腺ホルモン，活性型ビタミンD，カルシトニン）により厳密に一定の値に保たれている。

▶ 副甲状腺ホルモンは血中Ca^{2+}濃度の低下により分泌され，骨から血中へのカルシウムの遊離（骨吸収）や腎臓でのカルシウム再吸収を増加させ，血中Ca^{2+}濃度を上昇させる。また，腎臓の近位尿細管にも作用して，不活性型ビタミンDを活性型に変換する。活性型ビタミンDは小腸に作用し，腸管からのカルシウム吸収を促進し，腎臓のカルシウム再吸収も促進する。甲状腺C細胞から分泌されるカルシトニンは，骨吸収を抑制し，腎臓でのCa^{2+}排泄を促進するという反対の作用をもつ。

▶ 腎臓の機能には，①水・電解質バランスの調節，②体液の浸透圧と電解質濃度の調節，③酸・塩基平衡，④老廃物と薬物の排泄，⑤動脈圧の調整，⑥ホルモン産生，⑦糖新生がある。腎機能が長期にわたり低下すると，活性型ビタミンDの産生低下，腸管からのカルシウム吸収低下，副甲状腺ホルモンの分泌増加，骨からのカルシウムの遊離が起こる。このように，血中Ca^{2+}濃度に関して腎臓と骨には密接な関連がある。

① 腎性骨異栄養症

解剖学のポイント

　腎性骨異栄養症の症例である。1．頭部・腰椎単純エックス線写真の所見，2．副甲状腺の解剖について解説する。

1．頭部・腰椎単純エックス線写真の所見

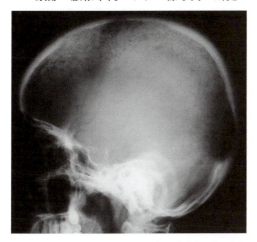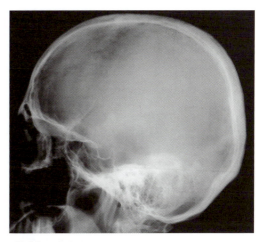

図4-1　頭部単純エックス線写真側面像（右：正常像）

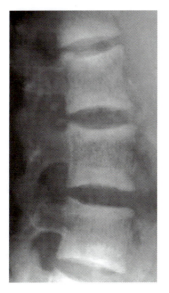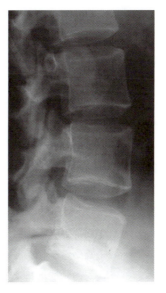

図4-2　腰椎単純エックス線写真側面像（右：正常像）

▶頭蓋冠は硬化像と透亮像が混在し，ごま塩状に描出される（salt and pepper appearance，図4-1）。
▶腰椎椎体の終板に硬化像が認められ，ラグビーのユニフォームでよくみられる横縞模様に似た像を呈する（rugger jersey spine，図4-2）。

第4章　泌尿器疾患

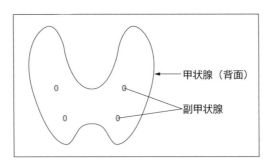

図4-3　副甲状腺の位置

2．副甲状腺の解剖（図4-3）

　副甲状腺（上皮小体）は米粒大（径3〜5mm）の内分泌器官で，甲状腺の背面に密接して存在する．通常，副甲状腺は上下2対，計4個あるが，3個しかない場合や稀に5個以上存在することもある．

▶ 生理学のポイント

1．腎機能低下によるミネラル代謝異常

　慢性腎臓病（chronic kidney disease：CKD）で生ずるミネラル代謝異常は，骨や副甲状腺の異常のみならず，血管の石灰化などを介して生命予後に大きな影響を与えることが認識され，CKD-mineral and bone disorder（CKD-MBD：慢性腎臓病に伴う骨・ミネラル代謝異常）という新しい概念として2006年に提唱された．

　腎臓は，骨ミネラルであるリンとカルシウムの代謝に深く関与し，食事中に吸収された過剰なリンやカルシウムを尿中に排出，もしくは不足の場合には排泄されないよう調節している．腎不全になるとこれらの働きのバランスが悪くなり，骨代謝がうまくいかなくなる．

2．慢性腎臓病が副甲状腺を刺激するしくみ

　腎性骨異栄養症を発症すると，骨代謝回転が高くなり，骨からカルシウムが溶け出す骨吸収が盛んになる．その結果，新しい骨を作りだす骨形成が骨吸収のスピードに追いつかなくなり，骨折しやすくなったり，骨関節に痛みが出たりという症状が出現する．また，骨吸収によって血中のカルシウムが異常に多くなるため，筋力の低下や皮膚の痒みといった症状が現れることもある．

　慢性腎不全になると，腎臓でのリンの排泄およびビタミンD_3の活性化ができなくなる．ビタミンD_3は腎臓で1α位が水酸化されて活性型になる．活性型ビタミンD_3は腸でのカルシウムとリンの吸収を増加させ，腎臓の近位尿細管でのカルシウムの再吸収を促進する．ビタミンD_3が不活性だと低カルシウム血症になる．すなわち活性型ビタミンD_3が低下すると，腸管からのカルシウム吸収が低下する．つまり，慢性腎不全の人では血液中のカルシウムが低下し，リンが上昇している．この状態は副甲状腺を刺激し，副甲状腺ホルモンの分泌を促すことにな

① 腎性骨異栄養症

る。そして，長期間刺激され続けた副甲状腺は腫大し，やがて血液中のカルシウム濃度に関係なく副甲状腺ホルモンが過剰に分泌される状態になる。また，副甲状腺ホルモンは遠位尿細管でのカルシウムの再吸収に関与し，リンの再吸収抑制にも関与する。

副甲状腺ホルモンの過剰な分泌は，骨からのカルシウム吸収の促進と血中のカルシウム増加を引き起こして骨を脆くし（線維性骨炎），骨痛や骨変形・病的骨折などの原因となる。また，副甲状腺ホルモンの過剰な分泌により，骨以外のさまざまな場所へカルシウムが沈着し（異所性石灰化），動脈硬化や心臓弁膜症，関節炎などを引き起こす。

3．腎性骨異栄養症の発症予防と治療

腎性骨異栄養症にならないようにするためには，リンが体内に溜まらないようにする処置や低蛋白の食事療法，リン吸着剤の内服，活性型ビタミンD_3製剤の内服または静脈内投与などで予防することが重要である。これにより，骨折や骨の軟化，痛みをある程度予防することができる。進行した病態では，画像検査にて腫大した副甲状腺を確認し，経皮的エタノール注入療法（percutaneous ethanol injection therapy：PEIT）やビタミンD_3注入療法，手術療法などを行う。手術療法では，副甲状腺をすべて摘出し，摘出した副甲状腺の一部を前腕などに移植する方法が一般的である。

≫ FGF-23の発見

最近，体内のリン負荷に対して，リンの吸収抑制と排泄亢進を促すFGF-23の存在が注目されている。FGF-23は体内のリン上昇によって，骨細胞から分泌されるホルモンである。

これまで，血中リン濃度は副甲状腺ホルモン（血中のカルシウムを上げると同時にリンの排泄を促進する）とビタミンD_3（リンの腸管吸収を促進し，同時にカルシウム吸収も促進し，その働きは副甲状腺ホルモンによっても促進される）で決定されると考えられており，リン単独の調節系はないとされ，常にカルシウムとリンがセットで調節されるということになっていた。FGF-23の発見により，FGF-23は①直接的に尿細管に働きかけてリンの再吸収を抑制し，②直接的にビタミンD_3の活性化にかかわる酵素を調節して，活性型ビタミンD_3を抑制することにより，単独で血液中のリンの低下に結びついていることが明らかになったのである。

しかしながら，慢性的なリン負荷によってFGF-23が分泌亢進すると，二次性副甲状腺機能亢進症の原因にもなる。さらに，慢性腎不全患者の左心室肥大の独立因子であることも近年報告されている。

▶ 病理学のポイント

1．慢性腎不全
1）腎障害とカルシウム，リンおよび副甲状腺ホルモン動態

慢性腎不全の状態では組織学的に，腎臓組織の荒廃（糸球体や尿細管の病変による著しい減

少）が生じており，このために，通常，腎で活性化されるはずのビタミンD_3の活性化が低下して，腸管でのカルシウム吸収が減少する．一方，リンも荒廃した腎臓の尿細管からの排泄が減少して，高リン血症に傾く．その結果，副甲状腺が刺激され，骨から血中へのカルシウム動員を促進する副甲状腺ホルモンが過剰に分泌されることになる．したがって，腎性骨異栄養症には通常，副甲状腺機能亢進症が存在しており，これが骨病変を引き起こす．なお，副甲状腺機能亢進症にはこのような慢性腎不全を背景に二次的に起きるものを二次性副甲状腺機能亢進症，これに対して腺腫などの腫瘍により自律的な副甲状腺ホルモンの過剰分泌をもたらすものを原発性副甲状腺機能亢進症とよぶ．

2）腎臓の病理

　慢性腎不全とは，腎臓病変が慢性に進行して組織が高度に障害される結果，尿の生成と排泄の機能組織単位である糸球体と尿細管からなるネフロンが著明に減少し，腎機能を十分に果たせなくなった状態をいう．代表的な原因疾患としては，慢性糸球体腎炎，糖尿病性腎症，高血圧などに伴う腎硬化症，多発性嚢胞腎などが挙げられる．図4-4に長年の透析療法下にあった

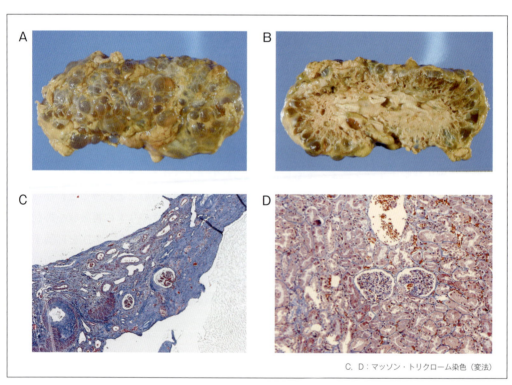

C, D：マッソン・トリクローム染色（変法）

図4-4　長期透析療法下にあった多発性嚢胞腎（Dは正常腎）
A, B：肉眼像．腎臓は著しく腫大しており，表面には半透明にみえる嚢胞が多発している（A）．割面では腎臓の実質はほとんどが嚢胞性病変により置換されている（B）．
C：組織像．嚢胞間の線維化の進行した荒廃した腎組織で，糸球体や尿細管がわずかにみられるのみである．
D：正常腎皮質の組織像．皮質はネフロン（糸球体，尿細管）で満たされている．

① 腎性骨異栄養症

多発性嚢胞腎の肉眼像（A，B）と組織像（C）を示す。腎臓の実質は嚢胞（液体を貯留した袋状の病変）に置換され，著しく腫大する。組織学的には実質は嚢胞に置換され，嚢胞間の実質は著しく荒廃しており，糸球体，尿細管の多くは消失している。残存糸球体もほとんどが硝子化しており，尿細管もわずかに残存するのみである。正常実質組織（図4-4D）と比較すると，障害の程度は一目瞭然である。

2．腎性骨異栄養症：副甲状腺と骨の病理

前述のとおり，副甲状腺は4個あり（1個あたり30mg前後），褐色調，米粒大で甲状腺の背面に接着する形で存在する（図4-3）。二次性副甲状腺機能亢進症では4個ともに腫大するのが通例で，特に長期透析例では総量で数グラムになることも稀ではない（図4-5A）。肉眼的に多結節性の割面を呈する。組織学的にはこれらの結節には副甲状腺構成細胞である主細胞や好酸性細胞が過剰に増えて，副甲状腺自体が大きくなっている（過形成：図4-5B，C）。正常組織にみられる脂肪組織の混在の消失が，過形成を示唆するポイントの一つである。これらの細胞より副甲状腺ホルモンが過剰に分泌され，次に述べるような骨変化をきたす。

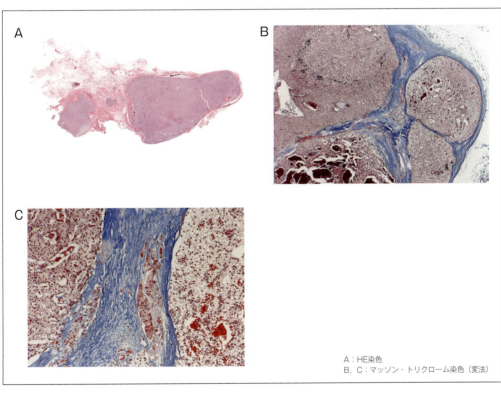

A：HE染色
B，C：マッソン・トリクローム染色（変法）

図4-5　副甲状腺過形成

A：組織のルーペ像。2個の結節がみられるが，いずれも過形成の副甲状腺組織。左側結節は，ほぼ正常副甲状腺の大きさに相当する。右側の結節は約15×8mmもの大きさに腫大している。
B：組織像（弱拡大）。多結節性に副甲状腺構成細胞が増生している。脂肪組織が混在していないのが過形成の特徴の一つ。
C：組織像（強拡大）。左側には淡い好酸性の細胞質をもつ細胞の増生，右側には水様透明の細胞質をもつ細胞が増生している。細胞や構築パターンに多様性がみられる。細胞に異型は認められない。

第4章　泌尿器疾患

　副甲状腺機能亢進症における骨組織の基本的変化は，骨からのカルシウム吸収（骨吸収）による骨質（骨皮質や骨梁）の減少である。通常，骨は骨芽細胞による骨形成と破骨細胞の骨吸収のバランスによって適切な形，大きさに保たれている。副甲状腺機能亢進症の場合には破骨細胞の活動が活発になり，骨吸収が進行する（図4-6A，B）。この際，副甲状腺ホルモンが破骨細胞に直接作用するのではなく，一部の間質細胞を破骨細胞に転化させると考えられている。骨基質の主成分はコラーゲン線維（膠原線維）とその線維間に沈着したカルシウムからなる。破骨細胞による骨吸収が進行すると，骨基質のカルシウムが減少して膠原線維が優位となり，組織標本上でも明らかになる。この状態を線維性骨炎とよぶが，真の炎症ではない（図4-6C）。この病変の極端に進行した場合が囊胞性線維性骨炎であり，骨に囊胞や褐色腫瘍とよばれるヘモジデリン沈着を伴う充実腫瘤がみられる。線維性骨炎や囊胞性線維性骨炎は画像上顕著な所見を示すが，後者は今日では稀である。

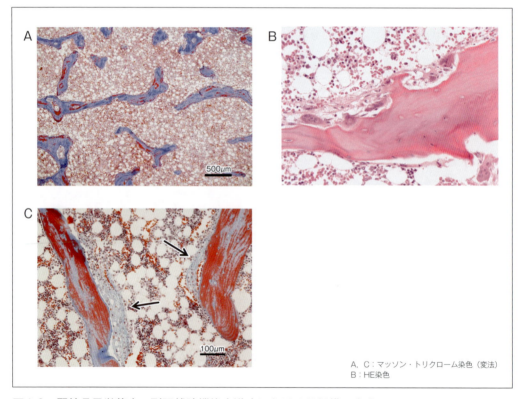

A，C：マッソン・トリクローム染色（変法）
B：HE染色

図4-6　腎性骨異栄養症：副甲状腺機能亢進症における骨組織の変化

A：脊椎骨の骨組織（弱拡大）。骨梁は骨吸収のため不規則に細くなり，場所によって互いの連続性の喪失が目立つ。全体として骨梁の密度が減少している（骨粗鬆症）。なお，骨梁間は赤血球，白血球，血小板を作る造血細胞で満たされた骨髄である。
B：破骨細胞による骨吸収像。骨梁に波状の変化がみられるが，窪みの部分が骨の吸収が進んでいる部分で，そこに大型の多核の破骨細胞が認められる。
C：線維性骨炎。骨吸収の進んだ骨梁周囲には，淡く青く染まる膠原線維（矢印）がみられる。

第5章

運動器疾患

① 椎間板ヘルニア

第5章　運動器疾患

① 椎間板ヘルニア

症例9　30歳の男性。数年来続く腰痛に悩まされており，来院2日前に前かがみになった瞬間に腰部に激烈な痛みを生じ，起立困難となる。その後，安静にして様子をみていたが症状が改善しないため，家族に付き添われて来院した。腰部の強い疼痛以外に，左側の臀部から下腿後面にかけての痺れを訴えている。

＜受診時の腰椎MRI T2強調像＞

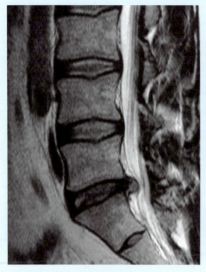
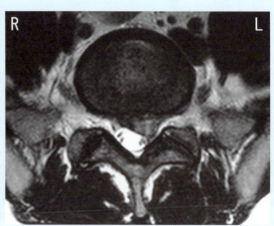

矢状断像　　　　　　　横断像

椎間板ヘルニアを学ぶ前に ―ヘルニアの高位と症状―

▶腰椎椎間板ヘルニアは，第5腰椎－第1仙椎間（L5/S1）と，第4腰椎－第5腰椎間（L4/5）に好発する。突出した椎間板によって神経が圧迫されると，感覚障害（痺れ），感覚脱失，運動麻痺の順に症状が現れる。

▶症例9で示したL5/S1のヘルニアでは，第1仙骨神経（S1）の圧迫により，臀部～大腿および下腿後面～足部の外側領域の感覚障害と，足関節および母趾の底屈力低下［脛骨神経（L4-S3）に支配される下腿三頭筋の運動障害］，アキレス腱反射の消失が起きる。

▶L4/5のヘルニアでは，第5腰神経（L5）の圧迫により，下腿外側面～前足部～母趾から第4趾の感覚障害と，足関節および母趾の背屈力低下［深腓骨神経（L4-S2）に支配される長

① 椎間板ヘルニア

趾伸筋と長母趾伸筋の運動障害］が起きる。
▶頸椎椎間板ヘルニアの好発部位は，第5頸椎－第6頸椎間［第6頸神経（C6）を圧迫］，第6頸椎－第7頸椎間［第7頸神経（C7）を圧迫］，第4頸椎－第5頸椎間［第5頸神経（C5）を圧迫］である。例えばC5が圧迫されると，上腕外側面の感覚障害と，C5に支配される三角筋（腋窩神経支配）や上腕二頭筋（筋皮神経支配）の運動麻痺が起きる。

解剖学のポイント

第5腰椎－第1仙椎間（L5/S1）の椎間板ヘルニアの症例である。1．MRIの所見，2．椎間板の解剖について解説する。

1．MRIの所見

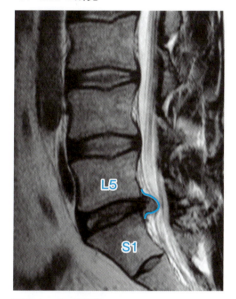
図5-1　矢状断像

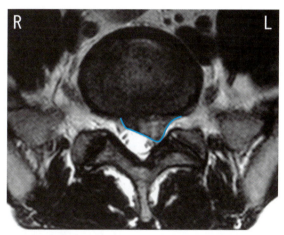
図5-2　横断像

▶L5/S1の高さで椎間板の左後方への突出を認め（図5-1，図5-2：実線），クモ膜下腔を圧排している。T2強調像におけるL5/S1椎間板の内部信号は低下しており，水分含有量の減少（＝変性）を示唆する。

2．椎間板の解剖（図5-3，図5-4）

椎間板は椎体と椎体の間にある円盤状の構造物である。中心部の髄核と周縁部の線維輪で構成され，脊柱にかかる外力を緩衝・分散させる働きをもつ。髄核は水分に富むゼリー状の構造物で，胎生期の脊索の遺残とされる。髄核の内部にはプロテオグリカンという糖蛋白が存在し，水分の保持に寄与している。線維輪は膠原線維の豊富な線維軟骨からなり，多数の輪状の層板で構成される。

第5章　運動器疾患

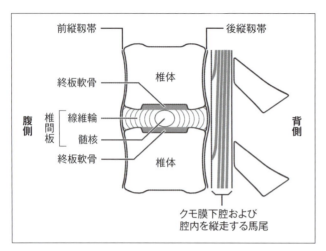

図5-3　脊柱の矢状断面（中位腰椎の高さ）

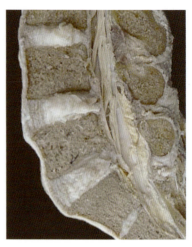

図5-4　脊柱の矢状断面写真
椎体と椎体の間にある白色の構造物が椎間板である。

椎体の上面と下面には終板軟骨がある。線維輪内の膠原線維は終板軟骨に入り込んで椎体と椎間板を強固に結合している。さらに，脊柱の前面と後面を縦走する前縦靱帯と後縦靱帯も両者の結合に寄与している。

病理学のポイント

椎間板は椎体と椎体の間にある円盤状の組織で，限られた範囲ではあるが回旋，屈曲，伸展などの運動に対応できる構造となっている（図5-5，図5-6）。解剖学の項でも述べたとおり，椎間板は内側にある髄核とよばれる部分とそれを取り囲むように輪状の模様を呈する線維輪とよばれる部分からなる。正確には線維輪は前方（腹側）で厚く，後方（背側）で薄いため，髄核は偏心性に存在する。前方では前縦靱帯に，後方では後縦靱帯に接している。組織学的には両者とも線維軟骨組織に属するが，線維輪は膠原線維の豊富な線維軟骨，髄核はプロテオグリカンの豊富なゼリー状の線維軟骨である。

椎間板ヘルニアは髄核が線維輪を破って脱出，後縦靱帯を圧迫，突出させたり，あるいは後縦靱帯を壊したりして脊髄の硬膜外に突出する。この腫瘤状に突出した髄核により脊髄や脊髄神経が圧迫され，神経症状がもたらされる（図5-6）。頸椎，腰椎に多く，特に腰椎に頻度

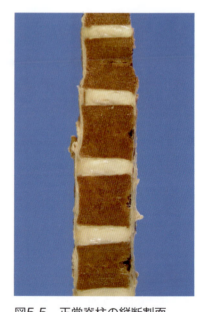

図5-5　正常脊柱の縦断割面
椎体（茶褐色で骨と骨髄からなる）と椎体の間にある黄白色の組織が椎間板。

① 椎間板ヘルニア

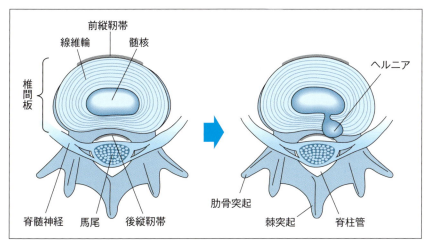

図5-6　椎間板ヘルニア（模式図）
左：正常腰椎の椎体，椎間板，神経。脊髄神経は椎間孔を通って脊椎から外に出る。
右：椎間板ヘルニアの模式図。髄核が線維輪を破って脱出，神経根を圧迫している。

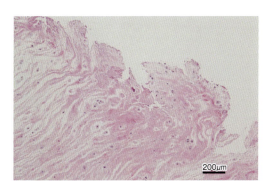

図5-7　手術的に摘出された椎間板線維軟骨組織
組織の亀裂，変性などの変化が主であることが多い（HE染色）。

が高い。症状としては疼痛，当該神経支配下の筋の脱力，萎縮などがみられる。

原因は線維輪の経年性組織変性による脆弱化や重量物の挙上時の椎間板損傷などが考えられる。病理診断施設には，手術的に摘出された脱出髄核組織が検体として提出されることが多い。組織は変性が主で，際立った変化のないのが通例である（図5-7）。

第 **6** 章

神経疾患

① 脳梗塞（急性期）

② 聴神経鞘腫

③ 下垂体腺腫

第6章　神経疾患

① 脳梗塞（急性期）

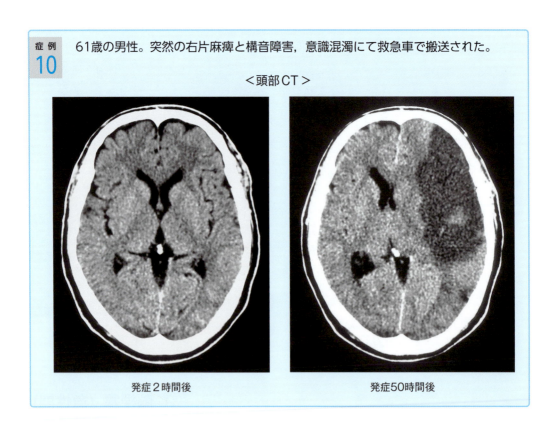

症例10　61歳の男性。突然の右片麻痺と構音障害，意識混濁にて救急車で搬送された。

＜頭部CT＞

発症2時間後　　　　　　発症50時間後

脳梗塞（急性期）を学ぶ前に —脳卒中とは—

▶脳に向かう動脈の閉塞や破綻により脳への血流が途絶えた状態を脳卒中という。脳卒中は，①血管の閉塞による脳梗塞，②血管の破綻による脳出血，③動脈瘤や動静脈奇形が破裂して起こるクモ膜下出血，④一過性脳虚血発作（TIA）に分類される。

▶脳梗塞はさらに，①頭蓋内の動脈硬化（粥状硬化）によってその部位の血流が遮断されるアテローム血栓性脳梗塞，②心房細動や弁膜症といった基礎疾患があり，心臓内でできた血栓が脳まで運ばれて血管を閉塞する心原性脳梗塞，③穿通枝とよばれる脳内の小血管の閉塞により起こるラクナ梗塞に分類される。

▶TIAとは，一過性に生じた脳虚血症状が24時間以内（通常は2〜15分）に自然にかつ完全に消失したものをいう。TIAを起こした患者はその後の経過で20〜30％が脳梗塞に移行するとされる。

① 脳梗塞（急性期）

解剖学のポイント

脳梗塞（急性期）の症例である．1．CTの所見，2．大脳動脈輪，3．前・中・後大脳動脈の支配領域について解説する．

1．CTの所見

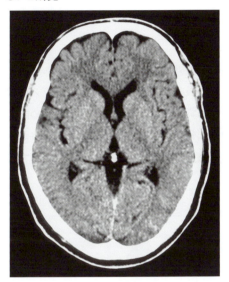

図6-1　発症2時間後の頭部CT

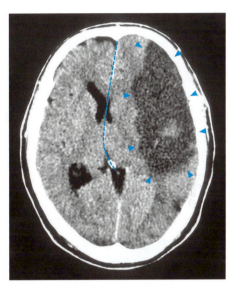

図6-2　発症50時間後の頭部CT

▶発症2時間後では異常所見を認めない（図6-1）．
▶発症50時間後では左大脳半球に，側頭葉を中心とした一部前頭葉に及ぶ低濃度領域を認め（図6-2：矢頭），急性期の梗塞を示唆する．左大脳半球の脳浮腫による，正中線の右方への偏位を認める（破線）．

2．大脳動脈輪（図6-3）

脳に酸素を供給している内頸動脈と椎骨動脈（←鎖骨下動脈）の分枝は，脳底部（視交叉・下垂体・乳頭体の周囲）で互いに交通して動脈輪をつくる．この動脈輪は大脳動脈輪（Willisの動脈輪）とよばれ，内頸動脈・前大脳動脈（←内頸動脈）・前交通動脈・後大脳動脈（←脳底動脈←椎骨動脈）・後交通動脈で構成される．内頸動脈の終枝の一つである中大

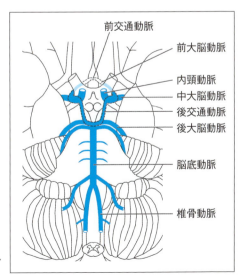

図6-3　大脳動脈輪（Willisの動脈輪）

大脳動脈輪は，前交通動脈，前大脳動脈，内頸動脈，後交通動脈，後大脳動脈の5つの動脈で構成されている（破線）．

83

第6章 神経疾患

脳動脈は，動脈輪の側縁から起こるため，輪自体の構成には寄与しない．

3．前・中・後大脳動脈の支配領域
1）前大脳動脈（図6-4A）
　前大脳動脈は大脳縦裂に入って上方に向かった後，脳梁の上面を後方に走行し，主に大脳半球の内側面に分布する．

2）中大脳動脈（図6-4B）
　中大脳動脈は外側に向かって走行し，主に大脳半球の外側面の大部分に分布する．中大脳動脈は起こって間もなくレンズ核線条体動脈とよばれる数本の動脈を分枝する．レンズ核線条体動脈は，主にレンズ核と内包に分布するが，脳出血の責任血管となることが多いため臨床的に脳出血動脈とよばれる．症例10は，中大脳動脈の支配領域を中心に梗塞が認められるが，レンズ核と内包は保たれており，レンズ核線条体動脈分枝後の中大脳動脈閉塞による梗塞であると推測される．

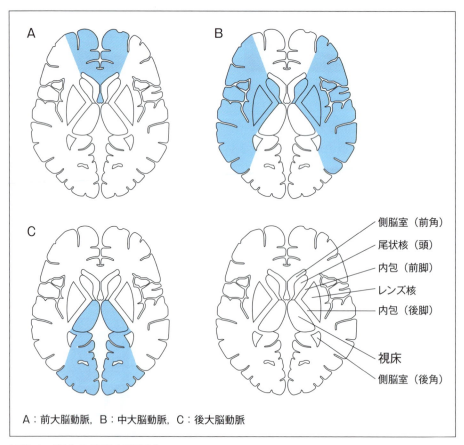

A：前大脳動脈，B：中大脳動脈，C：後大脳動脈

図6-4　脳内の動脈支配領域

① 脳梗塞（急性期）

3）後大脳動脈（図6-4C）

後大脳動脈は脳底動脈が左右に分岐して形成される。大脳脚の腹側を外側に向かった後，後方に走行し，側頭葉の内側面と下面，後頭葉の大部分に分布する。後大脳動脈は視覚野に分布するため，その血行障害により視覚障害が生じる。

病理学のポイント

1．脳梗塞の病態

動脈が閉塞すると，その灌流組織に壊死が起こり，その限局性壊死を梗塞という。脳動脈の閉塞による脳梗塞の場合，血流の遮断後，数分〜数週間にわたってエネルギー産生障害，カルシウム過負荷，酸化ストレス，血液脳関門破綻，微小血管損傷，止血活性化，炎症および免疫応答，ならびに神経細胞・グリア細胞・血管内皮細胞を含む細胞死が複雑に関連して病態が進展する。同時に組織修復，再構築の反応も進行する（図6-5）[1]。

前・中・後大脳動脈から分枝した穿通枝は分岐を繰り返し，毛細血管になるまで細くなる。毛細血管は脳の代謝率の高い領域で豊富に分布し，白質（大脳髄質）よりも灰白質（大脳皮質）で密度が高く，酸素消費量が多い。成人脳における脳血流量は，灰白質で80mL/100g/分以上，白質で20〜25mL/100g/分，脳全体の平均は50mL/100g/分である。年齢や体温，血糖値，虚血の程度や時間などのさまざまな要因により脳血流量の閾値を規定することは難しいが，15〜18mL/100g/分を下回ると脳梗塞に陥ると推測されている。中枢神経系を構成する細胞成分のうち，虚血に対して最も脆弱なのは神経細胞である。神経細胞のエネルギー源は糖と酸素に依存しており，脳血流量が正常の50〜60％に低下すると蛋白合成が障害されるが，40％程度まで低下しても神経細胞の電気活動はかろうじて保持される。30％を切ると神経伝達ができな

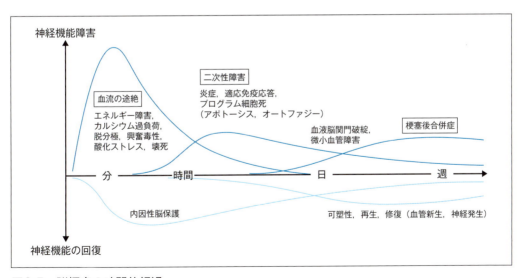

図6-5　脳梗塞の時間的経過

（文献1より改変引用）

第6章　神経疾患

くなる。25％では脳浮腫が生じ，全般的な神経細胞代謝が障害される。15％を切ると膜透過性が破綻し，細胞内からカリウムイオンが流出して細胞内にナトリウムイオンやカルシウムイオン，水が流入し，修復不可能な不可逆的神経細胞障害を起こす。中枢神経系に酸素や糖の貯蔵はないため，血流の途絶は神経細胞に致命的な障害を与える。神経細胞を補佐する役割のグリア細胞（神経膠細胞）では，髄鞘を形成するオリゴデンドロサイト（乏突起膠細胞）がアストロサイト（星状膠細胞）よりも虚血に対して脆弱である。血流の途絶えた血管も障害を受ける。梗塞の周囲には，梗塞に至っていないものの虚血状態にあるペナンブラ領域が存在し，組織障害の程度に偏りが存在する。ペナンブラ領域は血栓溶解療法，抗凝固療法，抗血小板療法などの適切な治療により梗塞の回避が期待される。虚血後の神経細胞死は主に壊死に起因するが，プログラム細胞死（アポトーシス）やオートファジーの関与も重要であると考えられている。

２．脳梗塞組織の経時的変化

梗塞後1時間で虚血性変化により腫脹したミトコンドリアである微小空胞が神経細胞胞体内でみえるようになり，星状膠細胞突起の腫脹により神経細胞周囲腔が広がる（表6-1）[2]。これらの変化は，細胞内に水分が蓄積する細胞毒性浮腫を表す。4〜12時間後には神経細胞の細胞質は好酸性となり，ニッスル小体（粗面小胞体）は消失する。核は，初期にはクロマチンが高密度に萎縮（濃縮）し核小体が消失するが，その後は好塩基性が低下し，最終的には消滅する（図6-7A）。血液脳関門は破綻し，血液内水分が血管外に浸出して細胞間隙に貯留し（浮腫液），血管性浮腫を呈する。浮腫液は白質に貯留しやすく，脳浮腫で体積が増加するのは主に白質で

表6-1　脳梗塞組織の経時的変化

経過	肉眼所見	組織壊死			貪食・残屑除去		修復
		神経細胞	髄鞘	軸索	血球成分		
1日	腫脹，蒼白，灰白質白質 境界不鮮明，凝固壊死		腫脹 低染色性	腫脹	多核白血球		
2日		好酸性変性			崩壊　単核球 脂肪貪食細胞	血管	
1週間	軟化，腫脹，脆弱化 融解壊死		崩　壊		5日目 増加著明	毛細血管 顕著化 7日目 毛細血管腫脹 間質線維増生	星状膠細胞
2週間	液化開始				除去	細胞結合組織に 富む網目構造	肥大 増生
3週間	空洞化				一部残存	少数の空洞内 血管残存	辺縁の グリア瘢痕
数ヵ月	空洞内液貯溜						線維産生終息 星状膠細胞萎縮 と減少

（文献2より改変引用）

① 脳梗塞（急性期）

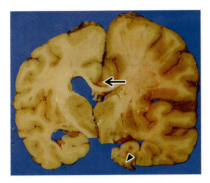

図6-6　左内頸動脈灌流領域脳梗塞（前額断）

左大脳半球が腫脹軟化し，帯状回ヘルニア（矢印）と鉤ヘルニア（矢頭）を生じている。左側脳室は圧排狭小化。

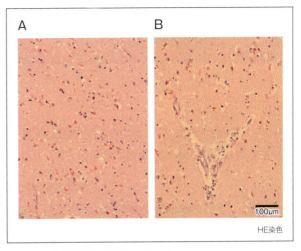

図6-7　急性期脳梗塞の組織像

A：神経細胞の細胞質は好酸性となり，ニッスル小体は消失。核は好塩基性が低下。神経細胞周囲腔は拡大している。
B：毛細血管の内皮細胞は腫大し，血管周囲および脳実質内に泡沫マクロファージが浸潤している。

ある。炎症反応として，12～24時間後に好中球は組織に浸潤するが，5日ほどで消失する。24～72時間で脳浮腫が顕著になると組織は軟化し，図6-6の割面では脳梗塞の部分が浮腫液のために透明度が増し，灰白質と白質の境界が不明瞭となる。組織学的には病巣の染色性が低下し，髄鞘の腫大・分解，軸索のビーズ化，星状膠細胞突起の断片化，乏突起膠細胞脱落がみられる。2日目より，泡沫マクロファージが浸潤し，壊死組織を貪食する（図6-7B）。より大きな梗塞では，マクロファージは数ヵ月間存在し続ける。約1週間後には梗塞中心部周囲に胞体の肥大化した星状膠細胞が増加し，血管内皮は肥厚して（図6-7A），新生血管形成が始まる。

3．合併症

　血管の脆くなった梗塞部位への血流が再開（再灌流）したことで出血を起こす出血性梗塞は，塞栓性脳梗塞（心原性脳梗塞）では51～71％，非塞栓性脳梗塞（アテローム血栓性脳梗塞，ラクナ梗塞）では2～21％に起こり得る。その機序は，壊死あるいは脆弱化した血管に再灌流が起きた場合と静脈還流（心臓に戻る血液の流れ）が閉塞した場合が考えられている。再灌流は，血管を閉塞した血栓・塞栓が線維素溶解酵素により自然に，または血栓溶解療法によって溶解された場合に起こる。

　脳浮腫が顕著になり，あるいは出血性梗塞となった場合，頭蓋内圧が亢進して脳ヘルニアに発展する場合がある。ヘルニアにより脳幹圧迫をきたした場合には，意識障害や脳神経麻痺，呼吸異常，除脳硬直など，生命予後に影響する。脳ヘルニアには，帯状回（大脳鎌下）ヘルニア（図6-6：矢頭），中心性（テント切痕）ヘルニア，鉤（テント切痕）ヘルニア（図6-6：矢印），小脳扁桃ヘルニアがあり，後三者は脳幹圧迫障害をきたす。

② 聴神経鞘腫

症例 11　20歳の男性。半年前から右側の聴力低下と耳鳴りを自覚していた。1ヵ月前からは眩暈も出現し，次第に増悪してきたため来院した。

＜来院時の頭部造影MRI＞

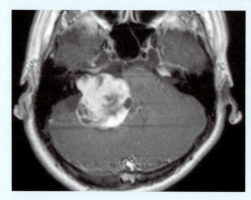
横断像

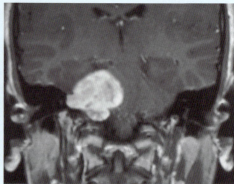
冠状断像

聴神経鞘腫を学ぶ前に —小脳橋角部腫瘍—

▶脳幹と小脳および内耳孔のある側頭骨の錐体後面に囲まれた領域を小脳橋角部とよび，この部位にできる腫瘍（小脳橋角部腫瘍）の代表的なものが聴神経鞘腫である（約80％）。聴神経鞘腫は前庭神経鞘腫ともいい，前庭神経由来ではあるが，初発症状の多くは難聴，耳鳴りなどの蝸牛神経症状であることが多い。眩暈などの前庭神経症状は病変が進行してからでないと出現しない。

▶腫瘍が小脳橋角部で腫大すると，三叉神経の圧迫（角膜反射の消失），手足の運動失調や歩行障害（小脳症状）が生じ，さらに脳幹の圧迫を引き起こす。第4脳室（小脳と脳幹との間）の閉塞を起こすと，頭蓋内圧亢進症状（頭痛，嘔吐，うっ血乳頭）を呈するようになる。

解剖学のポイント

聴神経鞘腫の症例である。1．MRIの所見，2．内耳神経の構成と走行について解説する。

② 聴神経鞘腫

1．MRIの所見

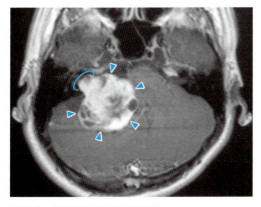

図6-8　頭部造影MRI横断像

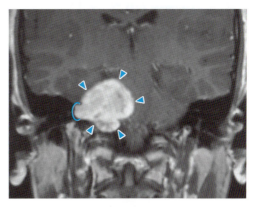

図6-9　頭部造影MRI冠状断像

▶右側の小脳橋角部に強く造影される腫瘤を認め（図6-8，図6-9：矢頭），内耳道への進展を伴う（図6-8，図6-9：実線）。

2．内耳神経の構成と走行（図6-10）

「聴神経」は内耳神経と同義語である。第Ⅷ脳神経*である内耳神経は，平衡感覚を司る前庭神経と，聴覚を司る蝸牛神経で構成される。前庭神経と蝸牛神経はいずれも内耳の膜迷路に存在する感覚上皮に始まり，内耳道を通って内耳孔から頭蓋腔に入り，橋と延髄の境界で脳幹に入る。また，内耳神経のすぐ前上方には第Ⅶ脳神経である顔面神経が走行している。

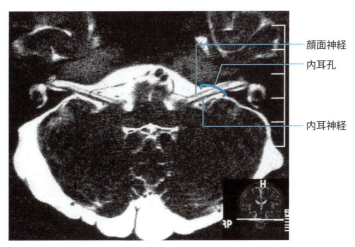

図6-10　内耳神経の走行（MRI CISS像）

---

*12対の脳神経：Ⅰ嗅神経，Ⅱ視神経，Ⅲ動眼神経，Ⅳ滑車神経，Ⅴ三叉神経，Ⅵ外転神経，Ⅶ顔面神経，Ⅷ内耳神経，Ⅸ舌咽神経，Ⅹ迷走神経，Ⅺ副神経，Ⅻ舌下神経

第6章　神経疾患

病理学のポイント

1．聴神経鞘腫の病態

聴神経（前庭神経）に発生する腫瘍であり，発症率は年間10万人に1人程度で，女性（男性の1.6倍）および30〜60歳に多くみられる。初期症状として最も多いのは，聴力の低下，耳鳴りで，徐々に音が聞こえなくなるため病初期には気づきにくく，電話の音が聞こえにくくなることなどで発見されることもある。

腫瘍が大きくなると聴神経を栄養する血管を圧排する血流障害により，突然音が聞こえなくなる場合もある。何年もかけて腫瘍が大きくなって周囲の構造物を圧排し，顔面神経麻痺（鼻唇溝が浅くなり，眼瞼を閉じられなくなったり，口角の引きが弱くなる），三叉神経麻痺（角膜反射消失，顔面の知覚障害，咬筋力低下），舌咽神経麻痺（嚥下障害）や小脳半球圧迫（同側の四肢失調，失調性歩行，四肢振戦など），橋・延髄圧迫（反対側の四肢麻痺）を起こすこともある（図6-11）[3]。

2．聴神経鞘腫の発生

末梢神経の髄鞘を形成するシュワン細胞が腫瘍化した神経鞘腫は，原発性脳腫瘍の約10％を占め，発生部位は聴神経（内耳神経）に最も多く，三叉神経や他の脳神経，脊髄神経，末梢神経，稀に消化管などに発生する。脊髄神経では知覚神経に生じる。前庭神経（平衡感覚）と蝸

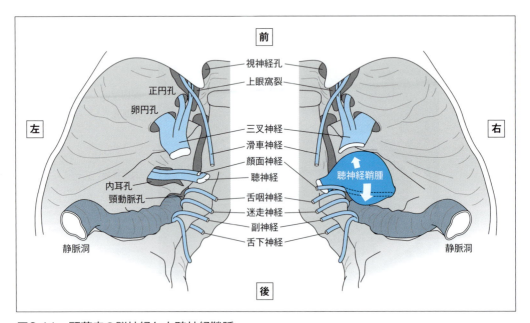

図6-11　頭蓋底の脳神経と右聴神経鞘腫

右聴神経鞘腫の腫大により，顔面神経，三叉神経，舌咽神経の圧迫による各神経の麻痺症状が出現，背内側に存在する脳幹や小脳半球を圧迫すると，反対側四肢麻痺や同側小脳症状を発症する。

（文献3より改変引用）

② 聴神経鞘腫

牛神経（聴覚）から構成される聴神経では，神経鞘腫のほとんどは前庭神経から発生する．聴神経の軸索は，脳幹より10mm程度は乏突起膠細胞由来の中枢性髄鞘により覆われ，それより末梢の軸索はシュワン細胞由来の末梢性髄鞘が覆うようになる．その境界がちょうど内耳孔付近の小脳橋角部であり，聴神経鞘腫はこの部位に発生することが多い．

3．聴神経鞘腫の組織像

腫瘍は皮膜に覆われ境界明瞭で（図6-12），囊胞形成や出血，黄色腫変性により黄褐色調となる．細長い紡錘形腫瘍細胞が束状に配列する細胞密度の高い領域（Antoni A領域）と，壊死や出血，変性などが加わった細胞密度の低い領域（Antoni B領域）が混在する（図6-13）．Antoni A領域では核の柵状配列が特徴で，有核領域と無核領域が交互に現れる構造をヴェロケイ小体とよぶ．Antoni B領域では腫瘍細胞が変性し，核の多形性がみられ，不規則な形状の突起をもつ．膠原線維や泡沫状マクロファージの浸潤，ヘモジデリンの沈着，硝子化した血管壁，拡張した血管などが観察される．

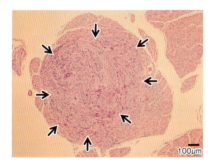

図6-12　神経線維内に発生した聴神経鞘腫

矢印で囲った範囲（HE染色）．

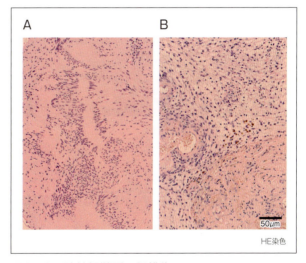

図6-13　聴神経鞘腫の組織像

A：Antoni A領域．核の柵状配列およびヴェロケイ小体を認める．
B：Antoni B領域．腫瘍細胞は変性し浮腫状で，ヘモジデリン貪食細胞や血管壁の硝子化した拡張血管を認める．

第6章　神経疾患

③ 下垂体腺腫

症例 12　46歳の女性。頭痛と視野障害を主訴に来院した。対面法による視野検査により両耳側に欠損を認める。

＜来院時の頭部造影MRI＞

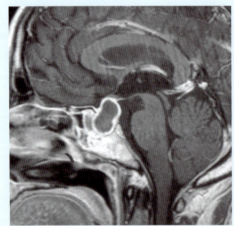
矢状断像

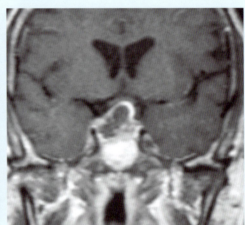
冠状断像

▶ 下垂体腺腫を学ぶ前に ―下垂体前葉機能低下症の症状―

▶下垂体前葉ホルモンには，①成長ホルモン，②乳汁分泌刺激ホルモン（プロラクチン），③副腎皮質刺激ホルモン，④甲状腺刺激ホルモン，⑤性腺刺激ホルモン（黄体化ホルモン，卵胞刺激ホルモン）がある。これらのホルモンの分泌が低下した状態を下垂体前葉機能低下症という。

▶それぞれのホルモンの欠乏症状は，①成長ホルモン欠乏症：低身長，低血糖（小児の場合），肥満，②プロラクチン欠乏症：産褥期の乳汁分泌低下，③副腎皮質刺激ホルモン欠乏症：全身倦怠感，易疲労性，食欲不振，意識障害（低血糖や低ナトリウム血症による），低血圧，④甲状腺刺激ホルモン欠乏症：耐寒性の低下，不活発，皮膚乾燥，徐脈，脱毛など，⑤性腺刺激ホルモン欠乏症：無月経，性欲低下，インポテンツ，不妊，陰毛・腋毛の脱落，性器萎縮，乳房萎縮，二次性徴の欠如（男子15歳以上，女子13歳以上），である。

▶汎下垂体機能低下症の原因疾患としては，男性では下垂体腺腫によるものが最も多く，女性では分娩に続発するシーハン症候群が最も多い。

③ 下垂体腺腫

解剖学のポイント

　非機能性下垂体腺腫により視野障害を発症した症例である。1．MRIの所見，2．下垂体の解剖，3．下垂体の周辺構造物について解説する。

1．MRIの所見

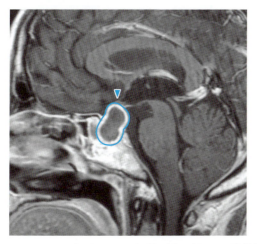
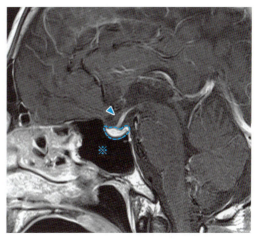

図6-14　頭部造影MRI矢状断像（右：正常像）
破線：下垂体，※：蝶形骨洞

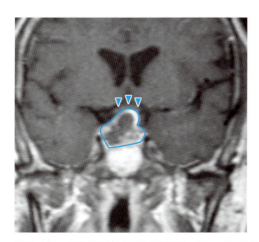
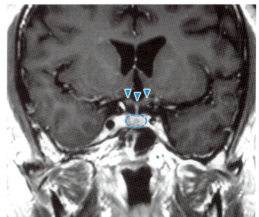

図6-15　頭部造影MRI冠状断像（右：正常像）
破線：下垂体

▶下垂体に充実成分を伴った囊胞性腫瘤を認め（図6-14，図6-15：実線で囲んだ領域），視交叉（矢頭）を下方から圧排している。なお，症例12の蝶形骨洞は副鼻腔炎により粘膜が肥厚しているため高信号に描出されている。

2．下垂体の解剖（図6-16）

内頭蓋底において，蝶形骨の中央部は上方に隆起した鞍型の形態を呈し，トルコ鞍とよばれる。トルコ鞍の中央には下垂体窩とよばれる深い陥凹が存在し，視床下部の漏斗から連なる下垂体を容れる。下垂体は小指頭大の内分泌器官で，前葉（腺性下垂体）と後葉（神経下垂体）からなる。

3．下垂体の周辺構造物

下垂体の上方には視交叉がある。このため症例12のように下垂体に腫瘍が発生すると，視交叉を圧迫して視野障害を発症することがある。下垂体の前方から下方にかけては副鼻腔の一つである蝶形骨洞が存在する（図6-14の正常像）。この位置関係を利用して，下垂体の手術を行う際は，鼻腔から蝶形骨洞を経て下垂体にアプローチすることが多い［経鼻経蝶形骨洞手術（ハーディーの手術）］。下垂体の外側には海綿静脈洞があり，洞内を内頸動脈が走行している。

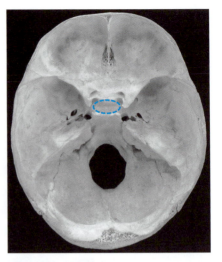

図6-16　内頭蓋底
破線：下垂体窩

▓ 病理学のポイント

1．下垂体腺腫の病態

下垂体は，頭蓋底の蝶形骨中央部にあるトルコ鞍内の下垂体窩とよばれる窪みに収まっており，前葉組織と後葉組織から構成される内分泌器官であり，前葉からは成長ホルモン，乳汁分泌刺激ホルモン，副腎皮質刺激ホルモン，甲状腺刺激ホルモン，卵胞刺激ホルモン，黄体化ホルモンが分泌される。下垂体腺腫は主に前葉に発生する良性腫瘍であり，発生頻度は人口10万人当たり2～3例/年で，一般に成人にみられ，原発性脳腫瘍の15～20％を占める。臨床的に，ホルモン分泌過剰を示さない非機能性下垂体腺腫と，ホルモン分泌過剰症状や血清ホルモン値の上昇を呈する機能性下垂体腺腫とに大別される。報告により差はあるが，臨床的非機能性腺腫が約40％，乳汁分泌刺激ホルモン産生腺腫（プロラクチノーマ）が約30％，成長ホルモン産生腺腫が約20％，副腎皮質刺激ホルモン産生腺腫が約5％，甲状腺刺激ホルモン産生腺腫が約1％である。

正常下垂体組織は赤色調で硬いが，下垂体腺腫は白色調で柔らかく，吸引が可能で，腫瘍部を選択的に摘出できる。直径の大きさにより，ミクロ腺腫（10mm未満），マクロ腺腫（10～40mm），ジャイアント腺腫（40mm以上）に分けられ，10mm以上の腺腫では，周囲の海綿静脈洞に浸潤していることが多い（浸潤性腺腫）。下垂体腺腫の組織構築として，腫瘍細胞がびまん性に密に増生するびまん型（図6-17）と腫瘍細胞が血管周囲性に配列する血管周囲型が

ある。

　2017年に世界保健機関（WHO）で分類基準が改訂され，下垂体ホルモンと転写因子・補因子の免疫組織化学染色により診断される。病理診断のためには，HE染色，PAS染色（副腎皮質刺激ホルモン陽性分泌顆粒を強調する），鍍銀染色（正常下垂体の胞巣構造の破壊をみる）と，免疫組織化学的に，成長ホルモン，乳汁分泌刺激ホルモン，副腎皮質刺激ホルモン，甲状腺刺激ホルモン，卵胞刺激ホルモン，黄体化ホルモン，α-subunit，低分子量サイトケラチン（高密度顆粒腺腫と低密度顆粒腺腫を区別する），転写因子（Pit-1, T-pit, SF-1），Ki-67（腫瘍増殖能評価），p53（悪性表現型でびまん性強陽性），ソマトスタチン受容体，メチルグアニン-DNAメチルトランスフェラーゼなどの染色を行う。

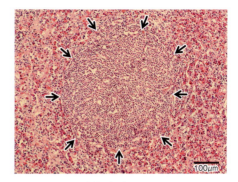

図6-17　下垂体腺腫
矢印で囲った範囲（HE染色）。

2．非機能性下垂体腺腫

　ホルモンの分泌過剰を伴わない非機能性下垂体腺腫では，腫瘍が大きくなり周囲の組織を圧迫することによって現れる症状で発見されることが多い。径10mm以上の下垂体巨大腺腫では，トルコ鞍上部から上方への伸展により，視交叉が下から圧排される。視交叉腹側前方を交差する上耳側領域の交叉線維が最初に障害されて，さらに圧排が強くなると視交叉の背側寄りに交差する黄斑部・下耳側領域の線維が障害されて，両耳側半盲が生じる（図6-18）。黄斑部（視細胞が集中する網膜の中心部分）からの神経線維が障害されると視力が障害される。また，下垂体前葉の腺組織を圧排した場合，1種類以上の下垂体ホルモンの分泌障害が発生する。体毛減少，性欲低下のほか，女性では月経不順・無月経や乳汁分泌消失，男性では乳房組織腫大やインポテンツ（性交不能症），小児では成長や性的発達遅延が起こる。腫大した下垂体腺腫によってすぐ上に位置する視床下部が障害されると，視床下部において乳汁分泌刺激ホルモン（プロラクチン）の分泌を調整しているドパミンが減少し，乳汁分泌刺激ホルモンの分泌が脱抑制されて高プロラクチン血症となり，乳汁漏出が生じる。下垂体腺腫の腫大により，栄養血管や静脈系の圧排による梗塞や出血性梗塞が生じることもある。発症時の症状として，頭痛（63〜96％）や嘔吐（32〜78％），視力・視野障害（48〜88％），外眼筋障害（40〜51％），意識障害（12〜22％）などがあり，脳血管障害の症状に類似するため下垂体卒中といわれる。下垂体の梗塞や出血性梗塞の画像診断は難しく，その存在を疑わなければ診断できない。

第6章　神経疾患

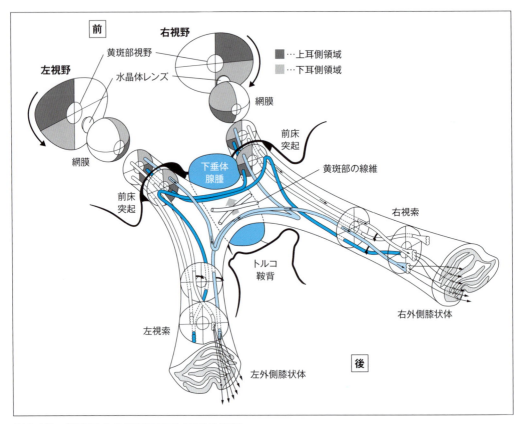

図6-18　視交叉内の線維走行と下垂体腺腫

(文献3より改変引用)

3．機能性下垂体腺腫
1）成長ホルモン産生腺腫
　ほとんどは成長ホルモン過剰症状を呈し，稀に無症状である。成長ホルモン過剰症状は，発育期では巨人症となり，成人では末端肥大症（手指・足・顔などの肥大）となるほか，糖尿病，高血圧，脂質異常症，心臓病，悪性腫瘍など，加齢によって生じるさまざまな病気を併発する。乳汁分泌刺激ホルモン産生があると，無月経や乳汁分泌などを認める。多結節性甲状腺腫大は比較的多くみられる。稀に，甲状腺刺激ホルモン分泌による中枢性甲状腺機能亢進症がある。周囲の骨や洞にまで浸潤した浸潤性腺腫の場合，頭痛や視野欠損，軽度高乳汁分泌刺激ホルモン血症，下垂体機能低下症，下垂体卒中が生じる。

2）乳汁分泌刺激ホルモン産生腺腫
　生殖障害や性機能障害を引き起こし，性別により症状は異なる。乳汁分泌刺激ホルモンの血清レベル（女性25ng/mL以下，男性20ng/mL以下）は腺腫の大きさに比例する。ミクロ腺腫では100ng/mL前後（245ng/mL以下），マクロ腺腫では250ng/mL以上，ジャイアント腺腫で

③ 下垂体腺腫

は1,000ng/mLを超える。女性では，乳汁漏出，排卵障害，無月経が多くみられる。男性ではマクロ腺腫であることが多く，視野欠損や下垂体機能低下症，性機能不全（勃起不全，性欲低下）が生じるが，乳汁漏出は少ない。

3）甲状腺刺激ホルモン産生腺腫

稀に甲状腺機能亢進症の原因となる。甲状腺機能亢進症状に関しては，バセドウ病（→p.100）を参照。

4）副腎皮質刺激ホルモン産生腺腫

一般に副腎皮質刺激ホルモン過剰症状がある。20％程度に無症状のサイレント副腎皮質刺激ホルモン産生腺腫があり，偶発的画像検索や視力・視野障害，下垂体卒中で発見される。高血圧，糖尿病，肥満，心臓病，脳卒中を合併することが多い。小児では成長不全（下垂体機能低下）を伴う体重増加が起こる。副腎皮質刺激ホルモン過剰症状の詳細に関してはクッシング症候群（→p.106）を参照。

5）性腺刺激ホルモン（黄体化ホルモン・卵胞刺激ホルモン）産生腺腫

ほとんどの腺腫は臨床的に非機能的で，正常の思春期発達と生殖能力をもつ。臨床的には腺腫の腫大化による視野障害，頭痛，下垂体機能低下症状で発見される。男性では性機能不全（勃起不全，性欲低下），閉経前の女性では月経不順や乳汁漏出で，閉経後の女性では腺腫腫大による症状が多い。

文献

1）Love S, Budka H, Ironside JW, et al. editors. Greenfield's Neuropathology. 9th ed. CRC Press Taylor & Francis Group ; 2015. p.1961.
2）Okazaki H. Fundamentals of Neuropathology: Morphologic Basis of Neurologic Disorders. 2nd ed. Tokyo : Igaku-Shoin ; 1989. p.319.
3）Patten J. Neurological Differential Diagnosis. 2nd ed. London : Springer-Verlag ; 1996. p.450

参考文献

・Ellison D, Love S, Chimelli L, et al. editors. Neuropathology: A Reference Text of CNS Pathology. 3rd ed. Elsevier Mosby ; 2013. p.900.
・Louis DN, Ohgaki H, Wiestler OD, et al. editors. WHO Classification of Tumours of the Central Nervous System. Revised 4th ed. IARC ; 2016. p.408.
・Lloyd RV, Osamura RY, Klöppel G, et al. editors. WHO Classification of Tumours of Endocrine Organs. 4th ed. IARC ; 2017. p.355.

第 **7** 章

内分泌疾患

① バセドウ病

② クッシング症候群

第7章　内分泌疾患

① バセドウ病

症例 13　46歳の女性。1ヵ月前から動悸，発汗，手指振戦が出現し，改善傾向がみられないため受診した。1ヵ月間で体重が6kg減少した。眼球突出と甲状腺のびまん性腫大を認める。
血液検査所見：甲状腺刺激ホルモン 0.002μU/mL未満（基準値0.4〜4.0μU/mL），遊離サイロキシン（FT$_4$）8.0ng/mL（基準値0.8〜1.8ng/mL）

＜受診時の頸部単純CT＞

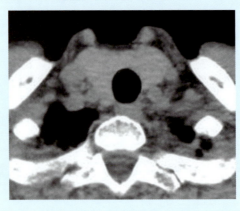

▒▒ バセドウ病を学ぶ前に ―甲状腺機能亢進症と甲状腺機能低下症―

▶甲状腺機能亢進症をきたす代表的疾患はバセドウ病とプランマー病である。

▶甲状腺機能低下症には，先天性あるいは新生児期〜幼少期に発症するクレチン症と，成人になってから発症する粘液水腫がある。

▶甲状腺の炎症には，①急性化膿性炎症（溶連菌やブドウ球菌などの感染）を呈する急性甲状腺炎，②種々のウイルス感染が1〜2週間先行してから発症することが多いとされる亜急性甲状腺炎（中年女性に多く，炎症によって甲状腺濾胞が破壊され，遊離したホルモンによる甲状腺の機能亢進が起きるが，2〜3ヵ月で治癒する），③自己免疫疾患である橋本病（中年女性に多く，濾胞が破壊され，機能低下をきたし粘液水腫になることがある）がある。橋本病は慢性甲状腺炎の一病型である（慢性甲状腺炎：慢性の経過を示す甲状腺疾患の総称。橋本病以外にも，萎縮性甲状腺炎，focal thyroiditis，無痛性甲状腺炎，線維性甲状腺炎などがある）。

▒▒ 解剖学のポイント

　バセドウ病の症例である。1．CTの所見，2．甲状腺の解剖，3．甲状腺の周辺構造物について解説する。

① バセドウ病

1．CTの所見

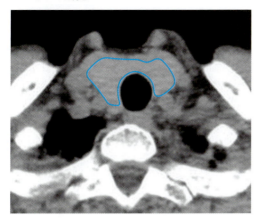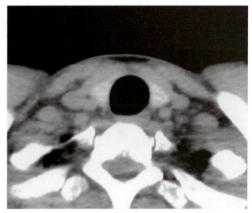

図7-1 頸部単純CT（右：正常像）

▶甲状腺両葉の腫大と峡部の肥厚を認める（図7-1：実線で囲んだ領域）。甲状腺実質の濃度低下を認める。

2．甲状腺の解剖（図7-2）

甲状腺は頸部の前面にある内分泌器官で，右葉・左葉と，両葉を中央でつなぐ狭い部分である峡部からなる。甲状腺の両葉は甲状軟骨の下部から第5〜6気管軟骨の高さ，峡部は第2〜4気管軟骨の高さに位置する。

3．甲状腺の周辺構造物（図7-3）

甲状腺の前面は舌骨下筋（胸骨舌骨筋，胸骨甲状筋）と胸鎖乳突筋で覆われる。そのため甲状腺は，腫大や腫瘤性病変が生じない限り，体表からの触知が困難である。甲状腺の背側から外側にかけては総頸動脈と内頸静脈が走行している。

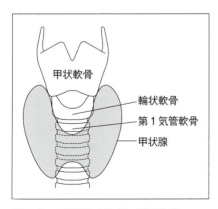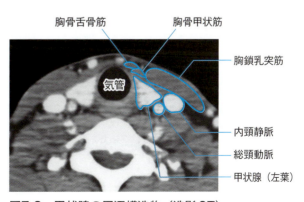

図7-2 甲状腺の位置（前面図）　図7-3 甲状腺の周辺構造物（造影CT）

第7章　内分泌疾患

⠿⠿▶ **生理学のポイント**

1．バセドウ病の病因

　バセドウ病とは，甲状腺刺激ホルモン（thyroid stimulating hormone：TSH）受容体に対する自己抗体※によって甲状腺が持続的に刺激され，甲状腺ホルモン［FT_4（遊離サイロキシン），FT_3（遊離トリヨードサイロニン）］が過剰に産生されることで甲状腺機能亢進症が発生する疾患である。メルゼブルグの三徴（甲状腺腫，眼球突出，頻脈）が代表的な症状で，下痢を伴う食思不振や心房細動が主症状であることも多い。男女比は1：4と，主に20～50歳台の女性に多くみられる。日本甲状腺学会のバセドウ病の診断ガイドライン[1]では表7-1の診断基準が提唱されている。

　甲状腺ホルモンが交感神経系機能を活性化させる理由は，過剰な甲状腺ホルモンにより生体内のアドレナリンβ受容体が増えるためとされている。具体的な受容体増加のメカニズムについてはまだはっきりしていないが，細胞膜内に潜り込んでいた受容体が膜上に出てくる，または受容体自体が増加する，のいずれかと推測されている。表7-2に症状と受容体との関連について示す。

2．治療と妊娠患者への注意

　治療法には，①抗甲状腺薬［チアマゾール（MMI），プロピルチオウラシル（PTU）］による薬物療法，②手術療法［甲状腺全摘術・亜全摘術（2g以上を残す）］，③^{131}I内用療法（アイソトープ治療）がある。初回治療の9割で①が行われる。

　　表7-1　バセドウ病の診断基準

> a）臨床所見
> 　1．頻脈，体重減少，手指振戦，発汗増加等の甲状腺中毒症所見
> 　2．びまん性甲状腺腫大
> 　3．眼球突出または特有の眼症状
> b）検査所見
> 　1．FT_4，FT_3のいずれか一方または両方高値
> 　2．TSH低値（$0.1\mu U/mL$以下）
> 　3．抗TSH受容体抗体（TRAb，TBⅡ）陽性，または刺激抗体（TSAb）陽性
> 　4．放射性ヨード（またはテクネシウム）甲状腺摂取率高値，シンチグラフィでびまん性
>
> -
>
> 1）バセドウ病
> 　　　a）の1つ以上に加えて，b）の4つを有するもの
> 2）確からしいバセドウ病
> 　　　a）の1つ以上に加えて，b）の1，2，3を有するもの
> 3）バセドウ病の疑い
> 　　　a）の1つ以上に加えて，b）の1と2を有し，FT_4，FT_3高値が3ヵ月以上続くもの

（文献1より引用）

※自己抗体：生体は常に「自己」と「非自己」を識別し，「自己」に対する免疫応答（抗体産生）が起こらないようになっている（自己寛容）。しかし，何らかの原因で自己寛容が破綻して，大量の自己抗体が産生されると自己免疫疾患として発症する。

① バセドウ病

表7-2　バセドウ病の症状と受容体との関連

頻脈	心臓でのアドレナリンβ_1受容体が増加し，頻脈を起こす。
血圧上昇	心臓でのアドレナリンβ_1受容体が増加し，心収縮力を増大させる。血圧上昇はアドレナリンα_1受容体の増加によるものではない。 血圧上昇は収縮期血圧のみで，拡張期血圧はほとんど変わらない。（むしろ低下する） 心臓機能の亢進により末梢血管の血流量が増加するためであり，心収縮力増大により収縮期血圧は上昇するが，拡張期血圧は同等か減少する。（α_1受容体によるものならば，細動脈収縮により拡張期血圧も上昇する）
手指振戦	骨格筋でのアドレナリンβ_2受容体が増加し，震えが増大する。 （震えが増大する原因はまだ不明な点が多い）
眼球突出	外眼筋肥大と眼窩脂肪の蓄積増大が原因とされる。
下痢	甲状腺ホルモンによる代謝亢進により，腸の蠕動運動が亢進するためと考えられる。

表7-3　バセドウ病の治療法

治療法	主な適応	利点	欠点・副作用
抗甲状腺薬 （MMI，PTU）	日本では第一選択	・ほとんどの患者で使用可能 ・外来で治療可能 ・不可逆性の機能低下症にならない	・寛解率が低く，治療期間が長い ・服薬中止の確かな指標がない ・副作用の頻度が高い
手術療法	・がんなどの腫瘍の合併 ・抗甲状腺薬が使えない患者 ・^{131}I内用療法を希望しない患者	・効果が早い ・確実性が高い	・甲状腺機能低下症 ・反回神経麻痺 ・副甲状腺機能低下症
^{131}I内用療法	・抗甲状腺薬が使えない患者 ・抗甲状腺薬で寛解しない患者 ・術後の再発	・比較的効果が早い ・確実性が高い ・外来で治療可能	・甲状腺機能低下症 ・バセドウ病眼症の悪化 ・18歳以下では慎重投与

第7章

　抗甲状腺薬についてガイドライン[2]では，甲状腺機能亢進症に対する有効性と副作用の観点からMMIを第一選択薬とすることを推奨している。ただし，MMIを服用した妊娠バセドウ病患者の新生児奇形の報告があり（頭皮欠損，臍帯ヘルニア，臍腸管遺残，気管食道瘻，食道閉鎖症，後鼻孔閉鎖症），MMIとの関連性が疑われている（MMI奇形症候群）。妊娠バセドウ病患者にどちらの抗甲状腺薬を使用すべきかは非常に難しい問題となっている。ガイドライン[2]では，MMI奇形症候群を裏付ける根拠は十分ではないものの，万一の場合の母親の精神的ケアを考慮し，「妊娠初期，少なくとも妊娠4～7週はMMIを使用しないほうが無難である」とのステートメントを発表している。各治療法の適応・利点・欠点を表7-3に示す。

第7章　内分泌疾患

病理学のポイント

1．甲状腺機能亢進症を呈する甲状腺疾患

甲状腺は濾胞とよばれる球状の構造物が集合している（図7-4）。濾胞には一層の濾胞上皮細胞と傍濾胞細胞（C細胞）が認められ，濾胞上皮細胞からはFT_4やFT_3が，C細胞からはカルシトニンという甲状腺ホルモンが分泌される。濾胞内腔は濾胞上皮細胞から分泌されるサイログロブリンを主成分とするコロイドで満たされる。甲状腺ホルモン過剰により引き起こされる症状を甲状腺中毒症という。甲状腺中毒症をきたす疾患を表7-4に示す。

2．バセドウ病

甲状腺は，腺腫などの腫瘍性病変にみられるような結節は生じず，びまん性に腫大する。表面は平滑で軟らかく，被膜は保たれる（図7-5A）。甲状腺機能亢進の程度や治療によって組織

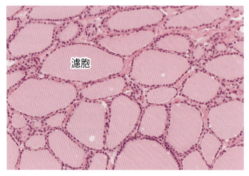

図7-4　正常甲状腺組織像
濾胞とよばれる球状の構造物があり，内腔はコロイド（主成分：サイログロブリン）が充填している。

表7-4　甲状腺中毒症をきたす疾患

1．バセドウ病
2．亜急性甲状腺炎
3．無痛性甲状腺炎
4．機能性甲状腺腫（プランマー病）
5．TSH産生下垂体腫瘍
6．橋本病（慢性甲状腺炎）の急性増悪
7．虚偽性甲状腺中毒症
8．胞状奇胎，悪性絨毛上皮腫

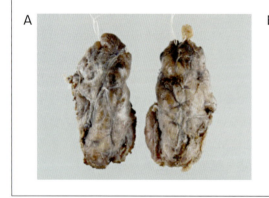
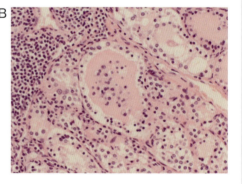

図7-5　バセドウ病
A：肉眼像。甲状腺のびまん性腫大がみられる。表面に凹凸はあるが，結節形成は認めない。
B：組織像。濾胞上皮細胞の丈が高くなり，コロイドの辺縁に空胞が形成されている。間質には慢性炎症細胞浸潤を伴っている。

① バセドウ病

像はさまざまであるが，甲状腺はびまん性に過形成変化をきたす．組織学的には，濾胞の拡張がみられ，濾胞上皮細胞の丈は高くなり，内腔に乳頭状構造を形成する．濾胞内腔のコロイドは再吸収が亢進しているため，コロイドの辺縁がホタテ貝のような輪郭を呈する．間質は線維化や慢性炎症細胞浸潤などの変化を伴う（図7-5B）．

3．びまん性多結節性甲状腺腫（腺腫様甲状腺腫）

非腫瘍性の結節が多発し，甲状腺が腫大する疾患である．一般的にホルモン非産生性であるが，稀にTSH非依存的な甲状腺ホルモンを産生する結節を形成して甲状腺中毒症を示すものがあり，この状態を多結節性甲状腺腫（プランマー病）とよぶ．甲状腺ホルモンの合成障害によって甲状腺腫大を起こすと考えられており，甲状腺ホルモンの主原料であるヨード（ヨウ素）の摂取不足がその原因の一つとして挙げられる．甲状腺は結節性に腫大しており，割面にて出血や囊胞形成などの変化がみられる（図7-6A）．組織学的には，大小さまざまな濾胞が互いを圧排するように密に存在しており（図7-6B），濾胞上皮細胞は丈の高い円柱状のものから，丈の低い立方状のものまで多彩である．出血などの二次的な変化が加わると，コロイド内に多数の組織球（貪食機能の盛んな細胞）が出現する．また，ヘモジデリン沈着を伴う肉芽組織（組織修復の際に出現する，新生した毛細血管と炎症細胞浸潤からなる組織）の形成や線維化，石灰化，骨化もみられる．

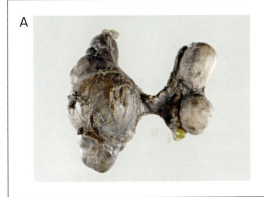
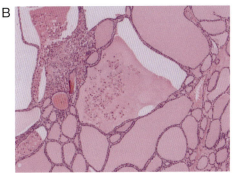

図7-6　びまん性多結節性甲状腺腫
A：肉眼像．甲状腺は結節性に腫大しており，表面の凹凸が目立つ．
B：組織像．大小の濾胞が形成されており，ヘモジデリン沈着を伴う肉芽組織を認める．

※図7-4～図7-6の組織像はHE染色

② クッシング症候群

症例 14　46歳の女性。高血圧の精査のため来院した。3ヵ月前から食欲が亢進し，体重が5kg増加した。満月様顔貌，中心性肥満，両下肢の浮腫を認める。血圧160/100mmHg。身長155cm，体重70kg。

<腹部造影CT（左）と腹部MRI冠状断像（右）>

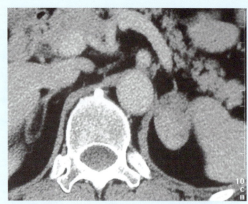 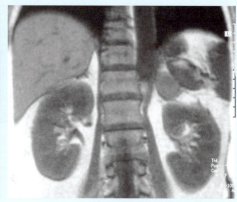

▓▓ クッシング症候群を学ぶ前に —副腎皮質機能亢進症と副腎皮質機能低下症—

▶副腎皮質機能亢進症には，①コルチゾールの過剰によるクッシング症候群，②アルドステロンの過剰分泌による原発性アルドステロン症（高ナトリウム血症，低カリウム血症，代謝性アルカローシス，低レニン血症を呈する），③アンドロゲンの過剰分泌による副腎性器症候群（思春期以前の女性では外性器の男性化や発毛，成人女性では多毛や無月経などを認める）がある。コルチゾールの過剰分泌は，下垂体における副腎皮質刺激ホルモン（ACTH）の過剰分泌（この場合はクッシング病という）や異所性ACTH産生腫瘍，副腎腫瘍，原発性副腎結節過形成により起こる。

▶副腎皮質機能低下症には，①アジソン病（慢性副腎皮質不全），②選択的低アルドステロン症（副腎でのコルチゾール産生は正常だが，アルドステロンのみが選択的に産生低下している），③偽性低アルドステロン症（副腎でのアルドステロン産生は正常だが，腎尿細管などにおける先天的アルドステロン抵抗症によりナトリウム再吸収とカリウム排泄が低下している）がある。

クッシング症候群の解剖学

機能性の副腎皮質腺腫によるクッシング症候群の症例である。1．CT と MRI の所見，2．副腎の解剖について解説する。

1．CT と MRI の所見

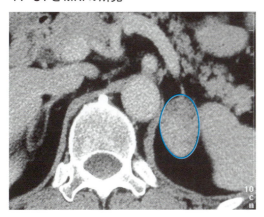

図7-7　腹部造影CT

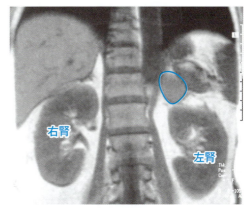

図7-8　腹部MRI冠状断像

▶左腎の上極に接して結節を認める（図7-7，図7-8：実線で囲んだ領域）。

2．副腎の解剖（図7-9，図7-10）

　副腎は，右側は右腎の上端，左側は左腎の上内側端に接して存在する内分泌器官で周縁部の皮質と，中心部の髄質からなる。皮質からはステロイドホルモンである糖質コルチコイド（コルチゾール），鉱質コルチコイド（アルドステロン），アンドロゲンが分泌される。髄質は発生学的に交感神経系に由来し，アドレナリンとノルアドレナリンを分泌する。

　副腎に分布する動脈には上・中・下副腎動脈があり，それぞれ下横隔動脈（腹大動脈の壁側枝），腹大動脈，腎動脈から分枝する。また，静脈の流出経路は左右で異なり，左副腎静脈は腎静脈に，右副腎静脈は下大静脈に注ぐ。

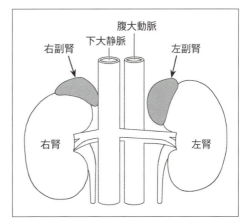

図7-9　副腎の位置（前面図）

第7章　内分泌疾患

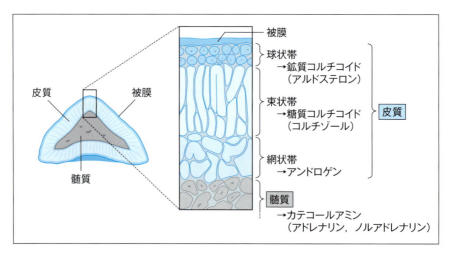

図7-10　副腎の組織構造と産生物質

表7-5　クッシング症候群に特徴的な症状

- 中心性肥満，満月様顔貌などによる体型・顔貌の変化
- 紫色の皮膚線条，色素沈着などの皮膚症状
- 特に近位筋で起こる筋萎縮・筋力低下
- 収縮期・拡張期ともに上昇する高血圧や下腿浮腫を起こす循環器症状
- 不眠や抑うつをきたす精神症状
- 月経異常を伴う性腺症状
- 免疫機能の低下による易感染性

生理学のポイント

　クッシング症候群は，原因はさまざまであるが，副腎皮質で産生されるコルチゾールの慢性的過剰により，特徴的な症状（表7-5）と代謝異常を生じる病態と定義される。疫学的には30〜50歳の女性に多く，病因は副腎腫瘍が下垂体腫瘍よりも多い。

　症状はコルチゾールによるものだが，治療法は発症・病型により異なるため，しっかりと鑑別することが必要となる。概ね，①下垂体前葉の副腎皮質刺激ホルモン（adrenocorticotropic hormone：ACTH）産生腫瘍によるクッシング病，②下垂体以外の組織で産生されたACTHによる異所性ACTH産生腫瘍によるもの，③副腎腫瘍によるものの3つに鑑別される。他にステロイド投与などによる医原性クッシング症候群もある。

副腎皮質刺激ホルモン（ACTH）

　ACTHは，主に下垂体前葉で合成されるが，脳や胎盤でも合成される。ACTHは副腎皮質の束状帯と網状帯の細胞に作用し，束状帯から分泌される糖質コルチコイド（コルチゾール）と網状帯から分泌されるアンドロゲンの合成を促す作用をもつ。ちなみに，鉱質コルチコイド（アルドステロン）は副腎皮質の球状帯から分泌される（図7-10）。

② クッシング症候群

≫ 糖質コルチコイド

　糖代謝に影響を与えるホルモンであることから命名されている。代表的なものに，コルチゾールとコルチコステロンがある。これらのステロイドホルモンはコレステロールから合成される。糖質コルチコイドの作用として重要なものに，肝臓での糖新生の促進がある。

　クッシング症候群のように糖質コルチコイド過剰状態では，肝臓における糖新生が亢進し，肝臓からグルコースが放出される結果，血糖値が上昇する。糖質コルチコイドは脂肪分解を促進するが，一部の組織では血糖値の上昇を介してインスリン分泌を刺激し，脂肪合成を促進してしまう。その結果，脂肪組織は求心性に再分布することになり，顔面・体幹に脂肪組織が増加し，一方で四肢の脂肪組織の減少をきたすこととなる。このため，特有な体型である中心性肥満や満月様顔貌を発症する。皮下脂肪が急激に増加することで腹部の皮膚が伸展し，これにより紫色の皮膚線条が発症する。

　また，糖質コルチコイド過剰状態では，筋肉での蛋白質合成抑制と分解促進が惹起される。これによって筋萎縮・筋力低下が発症する。

≫ フィードバック機構

　ACTH－糖質コルチコイド系を含むホルモン分泌は，通常，負のフィードバックにより制御されている。負のフィードバックは，主に糖質コルチコイドによるACTH合成抑制をきたすことで発現する。

　糖質コルチコイドには抗ストレス作用があることが知られており，飢餓・消耗・寒冷・高熱・外傷・出血などのストレスが加わると，ACTH分泌が亢進し，糖質コルチコイドであるコルチゾールの分泌も急増する。これは，効率のよいエネルギー源であるグルコースを豊富に供給することで，ストレスからの回復を図るためと考えられている。一方で，ストレス負荷により上昇したACTH分泌を糖質コルチコイドで負のフィードバック作用で抑制するには30分～2時間ほどかかる。

▓▶ 病理学のポイント

1．ACTH依存性クッシング症候群とACTH非依存性クッシング症候群

　クッシング症候群は，副腎でのコルチゾールの慢性過剰により生じる病態で，その原因にACTHが関与するかによって副腎の形態学的な変化が異なる（図7-11）。

　ACTH依存性クッシング症候群は，ACTH産生下垂体腺腫によるクッシング病と異所性ACTH症候群（異所性にACTHを分泌する肺小細胞がんなど）が挙げられる。ACTHの過剰分泌により副腎皮質が両側性に過形成性変化をきたした病態で，副腎皮質の束状帯・網状帯がびまん性に肥厚する。この病態は原疾患の治療が第一であるため，基本的に副腎が摘出されることはない。

　一方，ACTH非依存性クッシング症候群の原因となる副腎病変は，副腎皮質腺腫，副腎皮

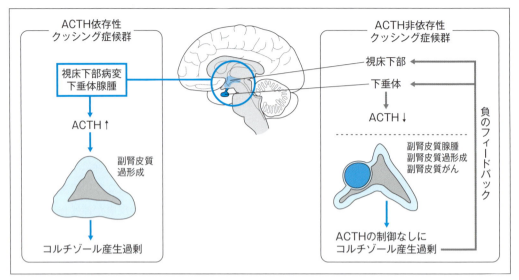

図7-11　クッシング症候群の病因による分類

質過形成や副腎皮質がんが含まれ，その中では副腎皮質腺腫が最も多い．腺腫の結節部においてコルチゾールの自律的な過剰分泌が起きているため，負のフィードバックでACTH分泌が低下して，結節周囲の非腫瘍性副腎皮質におけるホルモン産生が低下し，副腎皮質の束状帯・網状帯は萎縮する．このように，副腎病変を考える際には副腎皮質ホルモン動態を考慮する必要があり，摘出手術を行う前に，副腎以外に病変があるかないかの内分泌検索を十分に行う必要がある．

2．クッシング症候群の原因①：副腎皮質腺腫

　副腎皮質腺腫は，ホルモン産生の有無により機能性腺腫と非機能性腺腫に分類される．機能性腺腫では，前述のコルチゾールを過剰産生するクッシング症候群以外にも，アルドステロンが過剰産生される場合は原発性アルドステロン症を呈し，アンドロゲン（性ステロイド）を過剰産生する場合は男性化ないし女性化徴候を示す．クッシング症候群を呈する副腎皮質腺腫は，肉眼的に境界が明瞭な被膜を有する腫瘤を形成し，割面は黄～茶褐色調で不均一な様相を呈する（図7-12A）．組織学的には，脂質を豊富に含む明るい細胞質を有する淡明細胞と，好酸性の細胞質を有する緻密細胞が種々の程度で混在する症例が多い（図7-12B）．付随副腎（腺種部分以外の副腎皮質）は負のフィードバックにより萎縮する．

　一方，機能性腺腫のもう1つの代表であるアルドステロン産生副腎皮質腺腫は，境界明瞭な腫瘤を形成するが被膜を有することは少なく，割面でgolden yellowと形容される黄金色を呈する（図7-13）．組織学的には，腫瘤のほとんどが淡明細胞から構成され，付随副腎では逆に球状帯の過形成を起こす．

② クッシング症候群

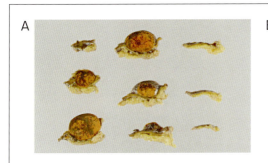 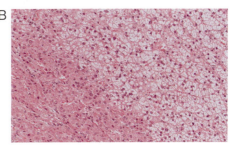

図7-12 副腎皮質腺腫
A：肉眼像（9分割された割面図）。黄〜茶褐色調の不均一な様相を呈する境界明瞭な腫瘍を認める。
B：組織像。淡明細胞（右側）と好酸性の細胞質を有する緻密細胞（左側）が増生している。核は円形に揃っている（HE染色）。

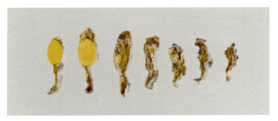 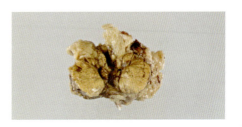

図7-13 アルドステロン産出副腎皮質腺腫
肉眼像（7分割された割面図）。黄色均一な境界明瞭な腫瘍を認める。

図7-14 AIMAH
肉眼像（中央に割が入っている）。大小多数の黄色結節が副腎皮質を占拠している。

3．クッシング症候群の原因②：副腎皮質過形成

　腺腫以外にもクッシング症候群を呈するACTHに依存しない副腎皮質病変には，ACTH非依存性大結節性副腎皮質過形成（ACTH-independent macronodular adrenocortical hyperplasia：AIMAH）がある。AIMAHの2％未満でクッシング症候群をきたす。両側性の病変で，副腎全体が黄色調を呈する大小の皮質結節に置換され，非結節性の副腎皮質はほとんど認められない（図7-14）。組織学的に，結節部では淡明細胞が充実性に増生しており，その中に小型の緻密細胞が島状あるいは索状に配列する。他にクッシング症候群をきたすACTH非依存性非腫瘍性病変としては，原発性色素結節性副腎皮質疾患（primary pigmented nodular adrenocortical disease：PPNAD）がある。両側性で，幼児と20歳台に多く，副腎は腫大せずに多発性に黒〜黄褐色の結節を形成する。本病変は遺伝的背景を有していることが多く，中にはカーニー症候群（心房粘液腫や皮膚の色素斑）が含まれていることもある。

文献

1) 日本甲状腺学会．甲状腺疾患診断ガイドライン2010．
http://www.japanthyroid.jp/doctor/guideline/japanese.html#basedou
2) バセドウ病薬物治療のガイドライン2006．日本甲状腺学会 編．東京：南江堂；2006, p.151．

第8章

婦人科疾患

① 子宮筋腫（筋腫分娩）

第8章　婦人科疾患

① 子宮筋腫（筋腫分娩）

症例 15　49歳の女性。不正性器出血を主訴に来院した。内診および腟鏡による視診にて、外子宮口より突出するピンポン玉大の赤黄色の腫瘤を認めた。

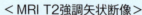
＜MRI T2強調矢状断像＞

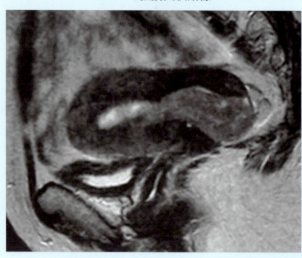

子宮筋腫（筋腫分娩）を学ぶ前に —性腺刺激ホルモン放出ホルモン（GnRH）—

▶女性の性周期は、視床下部−下垂体−卵巣系により調節されている。視床下部から性腺刺激ホルモン（ゴナドトロピン）放出ホルモン（gonadotropin releasing hormone：GnRH）が下垂体門脈に分泌され、GnRHに刺激された下垂体から卵胞刺激ホルモン（FSH）と黄体化ホルモン（LH）が分泌される。この2つの性腺刺激ホルモンに反応して卵巣から卵胞ホルモン（エストロゲン）と黄体ホルモン（プロゲステロン）が分泌される。エストロゲンとプロゲステロンは共同して子宮内膜に作用し、月経周期をもたらす。

▶視床下部から分泌されるGnRHは、持続的に分泌されるのではなく、分泌と分泌停止を繰り返すパルス状に分泌される。このパルス状の分泌形式が重要で、実験的にGnRHを持続的に投与すると、下垂体のGnRH受容体の数が減り、その結果としてFSH、LHともにその分泌量が減った。FSHとLHの分泌量が減ると、エストロゲンとプロゲステロンも減ることとなる。GnRH持続的投与は、一見するとFSHやLH分泌を促進し、エストロゲンの分泌量を増やしそうな感じがするが、実際はエストロゲンの血中濃度を下げる結果をもたらす。

① 子宮筋腫（筋腫分娩）

解剖学のポイント

筋腫分娩の症例である．1．MRIの所見，2．子宮の解剖について解説する．

1．MRIの所見

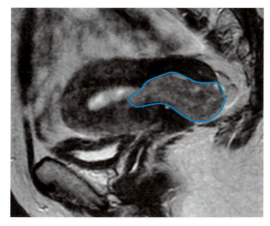
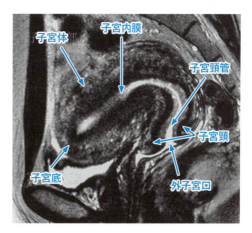

図8-1　MRI T2強調矢状断像（右：正常像）

▶子宮体の内膜下から子宮頸管を経由し，外子宮口より膣へ突出する腫瘤を認める（図8-1：実線で囲んだ領域）。

2．子宮の解剖（図8-2）

子宮は，小骨盤腔の中央に位置する中空性の腹膜腔内臓器で，厚い平滑筋層からなる。前傾・前屈位をとり，大きさは閉経前成人女性で，長さ約7cm，幅約5cm，厚さ約3cmである。

子宮は上方2/3の子宮体と，下方1/3の子宮頸に大別される。子宮体の卵管進入部より上方を子宮底といい，子宮の中で最も幅が広い部分である。子宮体の下方で子宮頸との間にあるややくびれた部分は子宮峡部とよばれる。子宮頸は膣円蓋の高さで，上方の膣上部と下方の膣部に区分される。子宮頸の内腔は細く管状で子宮頸管とよばれ，下端の外子宮口で膣に開く。

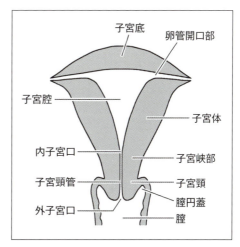

図8-2　子宮の区域と構造物

子宮頸の外側1〜2cmの部位を，子宮動脈と交叉して尿管が走行している。このため子宮全摘出術においては，子宮動脈の結紮に際し，尿管を損傷しないように注意する必要がある。

第8章 婦人科疾患

病理学のポイント

1．子宮平滑筋腫

　子宮平滑筋腫は，子宮を構成する平滑筋層内にできる平滑筋細胞への分化を示す良性腫瘍で，境界明瞭な腫瘤を形成する。30歳以降の女性の20〜30％にみられる最も頻度の高い腫瘍で，エストロゲン，プロゲステロン受容体を発現し，ホルモン依存性に増殖する。肉眼的には灰白色調で硬く，均一なうず巻き状を呈するものが多い（図8-3A）。粘膜下，筋層内，漿膜下に多発性に発生することが多い（図8-4）。組織学的には，紡錘形核をもつ平滑筋細胞が束状に密に増生し（図8-3B），種々の程度に浮腫や硝子化などの変性像を示す。大部分の平滑筋腫では核異型は軽度で，核分裂像も少ないが（図8-3C），黄体期やホルモン療法中では高頻度に核分裂像がみられることもある。臨床的には，粘膜下や筋層内筋腫では，月経量が多くなる過多月経や月経困難症が認められる。症例15のような筋腫分娩は，有茎性の粘膜下筋腫が子宮の収縮により外子宮口に押し出されたもので，骨盤痛ならびに性器出血をきたす。また，筋腫が巨大化すると腹部膨満感を呈するが，子宮平滑筋腫は原則的に良性で，平滑筋肉腫への悪性化

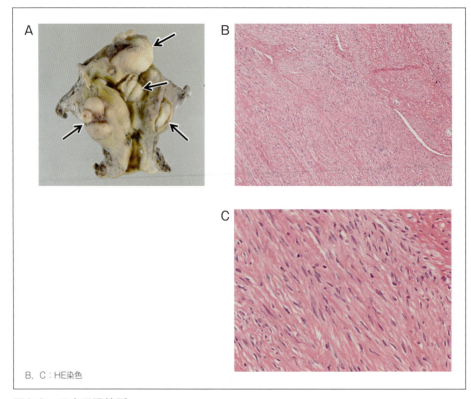

図8-3　子宮平滑筋腫
A：肉眼像。子宮筋層内や内膜下に大小の灰白色調の結節（矢印）を認める。
B：組織像（低倍率）。好酸性の細胞質をもつ平滑筋細胞が束状に増殖している。
C：組織像（高倍率）。平滑筋細胞の核異型は軽度で，核分裂像は認めない。

① 子宮筋腫（筋腫分娩）

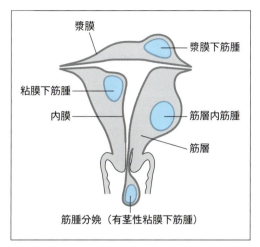

図8-4　子宮筋腫の種類

は稀である。筋腫はホルモン依存性であるため，閉経後は退縮する。閉経前の患者には，血中エストロゲン値を著しく低下させる性腺刺激ホルモン放出ホルモン（GnRH）*作用薬を用いて，筋腫の縮小を図る。

2．良性腫瘍と悪性腫瘍

一般的に平滑筋腫も含めた良性腫瘍は緩徐な発育を示し，周囲組織との境界は明瞭で転移は起こさないが，悪性腫瘍は周囲組織を浸潤・破壊し，遠隔部位へ広がっていく（転移）。良性腫瘍と悪性腫瘍を顕微鏡的に鑑別する際に重要なのは，腫瘍組織が示す分化度と異型性である。分化度とは，腫瘍が発生母地となった組織や母細胞にどれだけ類似しているかということを表しており，よく類似するものを高分化といい，分化の程度から高分化，中分化，低分化，未分化に分類される。未分化では，発生母組織を類推することが困難なほど分化が欠如している。一般に良性腫瘍はよく分化しており，悪性腫瘍は高分化から未分化なものまで存在する。一方，異型性は組織構築や個々の細胞レベルでの正常形態からの隔たりを意味し，その程度は高異型，低異型などと表現される。良性腫瘍では，核は小型で形状不整に乏しく，クロマチン（染色質）も繊細である。一方，悪性腫瘍では核の大型化，形状不整が目立ち，クロマチンの増加，核小体の明瞭化，核分裂像の増加といった細胞異常所見がみられる。

3．子宮平滑筋肉腫

悪性腫瘍の例として，平滑筋腫と対比して平滑筋肉腫を挙げる。平滑筋肉腫は，子宮肉腫の中で最も頻度が高い悪性腫瘍で，一般的に単発性で閉経後の女性によくみられ，子宮外進展や血行性転移で発症することがある。血行性転移では肺への転移が最も多く，予後は不良であ

---

*性腺刺激ホルモン放出ホルモン（GnRH）：視床下部から分泌され，下垂体からの黄体化ホルモン（LH）と卵胞刺激ホルモン（FSH）の分泌を促進する。GnRHのアミノ酸配列を変えて作られたGnRH作用薬（GnRHアゴニスト）を連日投与すると，下垂体のGnRH受容体脱感作されてLH，FSHの分泌が著しく低下するため，卵巣からのエストロゲン分泌を減らす。

第8章　婦人科疾患

る。肉眼的に周囲との境界が不明瞭な腫瘤を形成し，しばしば出血や壊死を伴う（図8-5A）。組織学的には，腫瘍細胞のびまん性増生および壊死，腫瘍細胞のびまん性の中等度から高度の核異型，核分裂像の増加が特徴とされる（図8-5B，C）。

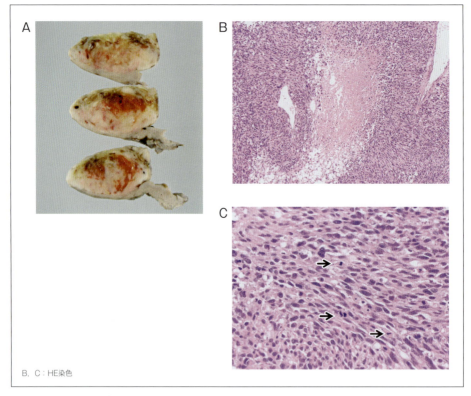

図8-5　子宮平滑筋肉腫
A：肉眼像。割面にて，筋層内に黄色調の壊死や褐色調の出血が混在する大型の腫瘤を認める。
B：組織像（低倍率）。中心に腫瘍壊死を伴う細胞密度が非常に高い腫瘍の増殖を認める。
C：組織像（高倍率）。核の大小不同，クロマチン増加，多発する核分裂像（矢印）を認める。

索 引 INDEX

臨床病態生理学

0-9

1秒率	24
1秒量	24

A-Z

ACTH	108
ACTH依存性クッシング症候群	109
ACTH非依存性クッシング症候群	109
bone survey	68
CKD	70
CKD-MBD	70
COPD	22
C型肝炎	47,52
C細胞	68,104
FGF-23	71
GnRH	114,117
MMI奇形症候群	103
NAFLD	41
NASH	41,44
NSAIDs	57
ST上昇	11
TIA	82
WHO	23,95
Willsの動脈輪	83

あ

アテローム血栓性脳梗塞	82,87
アポトーシス	26,86
アミノ酸	40,61
アルコール	41,43,63
アルコール性肝炎	38,42,43,44
アルコール性肝硬変	38,44,52
アルコール性肝障害	38,42,43,44
アルコール性肝線維症	38,43,44
アルコール性脂肪肝	38,43
アルドステロン	106,107,108
アルブミン	40,50
アンギオテンシノーゲン	41
アンチオキシダント	26
アンチプロテアーゼ	26
アンドロゲン	106,107,108,110
アンモニア	41,49,58

い

胃・食道静脈瘤	49,53
胃液	55,57,61
胃潰瘍	55
異型性	117
異常Q波	11
胃食道逆流防止機構	55
異所性ACTH産生腫瘍	106,108
一過性脳虚血発作	82
インスリン抵抗性	41,42

う

右心室肥大	30
右心不全	24,30

え

永久細胞	13
栄養血管	9
エストロゲン	114,116,117

お

横隔膜	21,33,34,55
黄疸	50
オートファジー	26,86

か

海綿静脈洞	94
蝸牛神経	89
下垂体窩	94
下垂体前葉機能低下症	92
ガス交換	10,22,25,29
活性型ビタミンD_3	40,70
果糖	41
カルシウム	68,70,72
カルシトニン	68,104
肝外胆管	40
肝がん	41

120

換気障害 25
肝機能障害 50,53
肝硬変 38,41,43,44,45,47
冠状動脈 9,10,12
冠性T波 11
肝生検 42
肝性脳症 49
間接ビリルビン............................. 40,50
肝内胆管 40
貫壁性梗塞 12

き

気胸 30,31
喫煙 23
気道 21,22
機能性下垂体腺腫............................. 96
逆流性食道炎 55
急性心筋梗塞 8
急性膵炎 61
胸郭 21,24,31
胸腔ドレナージ............................... 34
胸膜腔 21,31
気流閉塞 23,27
筋型動脈 15
筋腫分娩 114

く

クッシング症候群.......................... 106
クッシング病 106,108,109
クモ膜下出血 82
グリア細胞 85
グリコーゲン 41,42,64
グルクロン酸抱合........................... 40,50
グルコース 40,41,42,61,109

け

血液脳関門 85,86
結合組織 16,27,44,51
原発性アルドステロン症............... 106,110

こ

高アンモニア血症...........................47,49
高インスリン血症............................. 41
攻撃因子 57,58
膠原線維 13,16,28,74,77,91

抗甲状腺薬 102
鉱質コルチコイド............................ 107,108
甲状腺 101
甲状腺機能亢進症................97,100,102,104
甲状腺機能低下症 100
甲状腺刺激ホルモン 92,94,96,102
甲状腺中毒症 104
甲状腺ホルモン.................... 102,104,105
拘束性換気障害............................... 24
高リン血症 72
呼吸機能検査 23
呼吸困難 10,23,24,35
後大脳動脈 85
骨吸収 68,70,74
骨形成 70,74
骨代謝回転 70
ゴナドトロピン................................114
固有肝動脈 40
コルチゾール 106,107,108,109
コレステロール.........................18,40,109

さ

再灌流 10,87
酸化ストレス 26,85
酸素化 8,24,25

し

子宮 115
子宮筋腫 114
糸球体 71
子宮平滑筋肉腫................................117
刺激伝導系 15
視交叉 83,94,95
自己消化 63,65
視床下部 94,95,114,117
自然気胸 33
脂肪肝 38
脂肪滴 41,43
視野障害 94,95,97
縦隔 21
粥腫 10,16,18
粥状硬化 10,15,82
出血性梗塞 87,95
小腸上皮細胞 61
小脳橋角部 88,91
心陰影拡大 9,10
心胸郭比 9

121

神経膠細胞 86
神経細胞 85
心原性脳梗塞 82,87
腎性骨異栄養症 68
心臓破裂 15
心タンポナーデ 15
心電図 8,10
心内膜下梗塞 12

す

膵酵素 63,64
膵卒中 65
スパイロメトリー 23

せ

星状膠細胞 86
性腺刺激ホルモン 92,97,114
性腺刺激ホルモン放出ホルモン 114,117
成長ホルモン 92,94,96
積算飲酒量 38
脊髄 78
線維性架橋 52
線維性骨炎 71,74
前大脳動脈 84
前庭神経 89

そ

臓側胸膜 21,31,34
側副血行路 48,53

た

大十二指腸乳頭 40,62
体内鉄 41
大脳動脈輪 83
多発性嚢胞腎 72
胆汁酸 40,61
単純性脂肪肝 41
弾性型動脈 15
弾性収縮力 29,34
弾性線維 15,28,29
胆石 63
蛋白合成 50,85

ち

チアマゾール 102
中枢神経系 85
中性脂肪 41,43,64
中大脳動脈 84
蝶形陰影 9
聴神経鞘腫 88
直接ビリルビン 40,50

つ

椎間板 77
椎間板ヘルニア 76
椎骨動脈 83

と

糖質コルチコイド 107,108,109
糖新生 68,109
糖蛋白 57,77
努力性肺活量 24
トルコ鞍 94
トロンボポエチン 51,53

な

内頸動脈 83
内頭蓋底 94

に

二次性副甲状腺機能亢進症 71,73
乳汁分泌刺激ホルモン 92,94,95,96
尿細管 71,106
尿素回路 49

ね

ネフロン 72

の

脳血流量 85
脳梗塞 82
脳出血 82
脳神経 89
脳卒中 82
脳浮腫 83,86

は

肺気腫	20
肺小葉	27
肺水腫	9,10,15
肺尖	34
肺胞	21
肺胞嚢	22
肺胞壁	22
破骨細胞	74
バセドウ病	100

ひ

非アルコール性脂肪性肝炎	41
非アルコール性脂肪性肝疾患	41
非機能性下垂体腺腫	95
非ステロイド性抗炎症薬	57
表層粘液細胞	58
ピロリ菌	57,58

ふ

ファーター乳頭	40,62,63
フィブリノゲン	40,51
副甲状腺	70
副甲状腺機能亢進症	72,74
副甲状腺ホルモン	68,70,71,73
副腎	107
副腎皮質過形成	111
副腎皮質機能亢進症	106
副腎皮質機能低下症	106
副腎皮質刺激ホルモン	106,108
副腎皮質腺腫	110
腹水	50,62,63,65
不整脈	8,15
ブラ	30,32,33
プランマー病	100,105
ブリンクマン指数	23
フルクトース	41,61
プロゲステロン	114,116
プロピルチオウラシル	102
プロラクチン	92,95
分化度	117
分岐鎖アミノ酸	49

へ

平滑筋線維	15

平滑筋層	115
閉塞性換気障害	24
壁側胸膜	21,31,34

ほ

防御因子	57,58
乏突起膠細胞	86,91
ポンプ機能	15

ま

末梢気道閉塞	23,24
末梢神経	90
慢性肝炎	47,52
慢性気管支炎	27
慢性腎臓病	70
慢性閉塞性肺疾患	22

め

メタボリックシンドローム	16,43

も

門脈	40,44,48,53
門脈圧亢進症	48,53

ら

ラクツロース	49
ラクナ梗塞	82,87
卵胞刺激ホルモン	92,94,97,114,117

ろ

濾胞	104
濾胞上皮細胞	104

索引

123

Memo

Memo

Memo

Memo

看護師特定行為研修 共通科目テキストブック

臨床病態生理学

定価　本体3,500円（税別）

2018年7月17日　　初版第1刷発行©

編　著　福島　統

発行者　松岡光明

発行所　株式会社メディカルレビュー社

〒541-0046　大阪市中央区平野町3-2-8 淀屋橋MIビル
　　　　　　　電話／06-6223-1468(代)　振替　大阪 6-307302
　　　編集部　電話／06-6223-1556　FAX／06-6223-1414
　　　　　　　E-mail／hiratomo@m-review.co.jp
〒113-0034　東京都文京区湯島3-19-11 湯島ファーストビル
　　　　　　　電話／03-3835-3041(代)
　　　販売部　電話／03-3835-3049　FAX／03-3835-3075
　　　　　　　E-mail／sale@m-review.co.jp
　　　　URL　http://www.m-review.co.jp

●本書に掲載された著作物の複写・複製・転載・翻訳・データベースへの取り込みおよび送信（送信可能化権を含む）・
　上映・譲渡に関する許諾権は（株）メディカルレビュー社が保有しています。

● [JCOPY] ＜（社）出版者著作権管理機構 委託出版物＞
　本書の無断複写は著作権法上での例外を除き，禁じられています。複写される場合は，そのつど事前に（社）出版者著作権
　管理機構（電話：03-3513-6969，FAX：03-3513-6979，e-mail：info@jcopy.or.jp）の許諾を得てください。

印刷・製本／ツクヰプロセス株式会社
乱丁・落丁の際はお取り替えいたします。

ISBN 978-4-7792-2104-0 C3047 ¥3500E